针灸歌赋临床精解书系

针灸经络腧穴歌赋

临床精解

杨朝义 编著

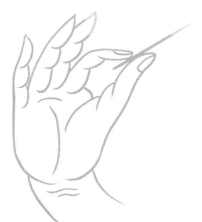

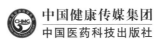

中国健康传媒集团

中国医药科技出版社

内 容 提 要

本书从临床实践经验出发，结合历代出版的相关著作，将经络与腧穴歌赋荟萃集结，取其精华，通过注解、校勘及临床实践发挥运用等多方面深入精解。全书体例简明扼要，浅显易读，所选歌赋言简意赅，朗朗上口，对经络腧穴的学习与针灸技术的传承与传播大有裨益，可作为中医药院校师生、针灸临床工作者及中医爱好者的实用性参考书，尤其是可作为针灸初学者的实用性入门书籍。

图书在版编目（CIP）数据

针灸经络腧穴歌赋临床精解 / 杨朝义编著 . -- 北京：中国医药科技出版社，2025.4. --（针灸歌赋临床精解书系）. -- ISBN 978-7-5214-4962-4

Ⅰ. R245；R224

中国国家版本馆 CIP 数据核字第 20249TE064 号

美术编辑 陈君杞
版式设计 友全图文
出版 **中国健康传媒集团** | 中国医药科技出版社
地址 北京市海淀区文慧园北路甲 22 号
邮编 100082
电话 发行：010-62227427 邮购：010-62236938
网址 www.cmstp.com
规格 710×1000 mm $^1/_{16}$
印张 12 $^1/_4$
字数 233 千字
版次 2025 年 4 月第 1 版
印次 2025 年 4 月第 1 次印刷
印刷 天津市银博印刷集团有限公司
经销 全国各地新华书店
书号 ISBN 978-7-5214-4962-4
定价 **39.00 元**

获取新书信息、投稿、为图书纠错，请扫码联系我们。

前　言

　　中医针灸学流传千年而长盛不衰，传至世界多地，诸多国家如获珍宝，非常重视，现已成为世界医学的重要组成部分。尤其时下慢性疾病多发，人们对保健养生高度重视，中医针灸学如一颗璀璨之星，向世人展现着其灿烂的光芒。针灸歌赋是历代针灸医家在长期临床实践中的智慧结晶，歌赋特点是言简意赅，朗朗上口，便于记忆，运用方便，是针灸传承发展的重要形式，与药性赋、汤头歌、脉诀等同为中医教学和临床别具特色的重要组成部分。针灸歌赋的诞生由来已久，通过大量流传下来的文献考证来看，针灸歌赋最早的记载见于宋代崇宁元年（1102年）的《琼瑶神书》。该书是一部以歌诀阐述针灸理论的专著，书中绝大部分内容以五言、七言歌诀形式写成，内容包括经络、穴位、针刺手法、运气流注、特定穴配伍及治疗处方等，共载歌诀328首。继《琼瑶神书》之后，北宋王惟一所撰的《铜人腧穴针灸图经》中也有3首针灸歌赋。歌赋的兴盛是在金元时期，如在此时期何若愚所著的《流注指微针赋》、窦汉卿所著的《标幽赋》《通玄指要赋》、席弘所著的《席弘赋》、王国瑞所著的《玉龙歌》、滑寿所著的《十四经脉气所发篇》等，皆是具有重要价值的针灸学内容，对后世针灸学的发展有着极其深远的影响，成为千古传诵的名篇。歌赋发展真正鼎盛时期是在明代，写作体裁上形式多样，内容上更丰富多彩，歌赋数量上可谓浩瀚。如刘纯的《医经小学》、徐凤的《针灸大全》、陈言的《杨敬斋针灸全书》、高武的《针灸聚英》、杨继洲的《针灸大成》、汪机的《针灸问对》、吴崑的《针方六集》、陈会的《神应经》、张景岳的《类经》与《类经图翼》、夏英的《灵枢经脉翼》、张三锡的《经络考》、翟良的《经络汇编》等著作中皆汇集了大量的针灸歌赋。这些歌赋至今仍是针灸临床及针灸研究的重要资料，对临床有重要的指导意义，对针灸学研究有重要的科研价值。

由于歌赋多年代久远，文字晦涩难懂，词略意广，故体悟较难，钻研不易，给当今学习者造成了诸多困难，学习中难免遇到很多问题。同时由于歌赋卷帙浩繁，使得诸多的学习者茫无边际、不知所向，因此笔者根据临床所需，进行搜集整理，根据每首歌赋的社会背景，对写作体裁深入分析，对传抄错讹、校勘避讳等诸多的问题做了进一步的校正与相关注解，并进一步发挥临床应用，其内容并非单纯地为注解而注解，而是从临床实践出发，更贴近于临床，具有很强的实用价值。

从歌赋诞生至今为止，其数量可谓浩瀚，据山东中医药大学艾莹的《古代针灸歌赋的文献研究》显示，在45部针灸著作中共收载歌赋1497首，除去重复的有1045首，包括综合治疗类405首、经穴定位类539首、八法八穴类31首、流注针法类34首、针灸禁忌类36首。歌赋数量如此之多，平时应当学习哪些歌赋呢？这也是让人很头痛的问题，诸多歌赋让针灸初学者目不暇接，难以从头学起。笔者根据长期的临床实践，并结合针灸学基本内容，通过已出版的各类相关文献，将临床实用性强的歌赋归纳总结为三大部分，分别编撰为上、中、下三部相关著作。上部为《针灸经络腧穴歌赋临床精解》，即本书，以经络与腧穴为主要内容；中部为《针灸刺法灸法歌赋临床精解》，以针刺法、灸法、针刺运用及针刺禁忌等为主要内容；下部为《针灸治疗歌赋临床精解》，以临床治疗为主要内容。以此来分部论述符合针灸学的基本内容，也便于大家查阅。

本书汇集了实用性非常强的经络与腧穴歌赋，这些歌赋内容可谓是稀世珍品，每一篇皆是一直被广为传颂的针灸名篇。它是历代针灸临床大家宝贵经验的高度概括和总结，凝聚着医家们的智慧与心血，字字珠玑。在惜墨如金的古代，《针灸聚英》《针灸大成》等针灸专著中均以较大篇幅收录了历代歌赋，唯恐遗失，以期广为流传。近现代，数位老一辈的针灸医家对其进行了白话文的注释和校释，以便后人学习和使用。如施土生的《针灸歌赋校释》；陈璧琉、郑卓人合著的《针灸歌赋选解》；王森、赵晓梅、张兆发合著的《针灸歌赋集注》；谷世喆、齐立洁、任秀君、侯中伟合著的《针灸经络腧穴歌诀白话解》；国医大师贺普仁不仅注解歌赋，更总结了自己临床应用针灸歌赋的卓越疗效而成《针灸歌赋临床应用》。

针灸歌赋均以朗朗上口的形式记录各位医家的临证经验，合辙押韵，便于诵读，像唐诗宋词一般，韵味十足，乐于被人们传颂。而且，一经背记，终生难忘，临证就会触景脱口而出，运用自如，这些歌赋常是某些疾病的特效用穴，用之即灵，不会因忙乱而无计可施，贻误病机。古人一直将其作为学习针灸的"童子功"，一入门便大量背记。尤其是经络与腧穴内容，对于针灸初学者来说十分重要，这是学习针灸的基本功。练书法必须先描红，学唱戏须有童子功，学好针灸也有最基本的功课要做，高楼大厦平地起，必须打好根基才能牢固。针灸基本功是一项重要的内容，就是熟读相关的歌诀，如划经点穴，这必须熟记，有些必须背诵，说来就来，从容流利，出口成词，这就是基本功。近来亦有诸多的重要文献显示，掌握一定数量的针灸歌赋对学习、使用针灸，提高针灸临床水平，可起到提纲挈领、执简驭繁、事半功倍的作用。笔者在临床就受益于此，找穴就是通过《十四经穴分寸歌》而轻松找到，各类特定穴的作用特性及运用均是通过相应的歌赋张口而来，治疗疾病常根据患者的症状随手取用相关穴位，多能效如桴鼓。

针灸歌赋秉承了古人惜言如金的特色，言简意赅，信息高度浓缩。如最为大家熟知的《四总穴歌》："肚腹三里留，腰背委中求，头项寻列缺，面口合谷收。"短短20个字，高度概括了4个常用穴的主治范围，对相应部位的病证，无论虚、实、寒、热皆可以选择使用。杨继洲将家传的针灸治疗经验以《胜玉歌》的形式总结成篇，记录于《针灸大成》中。开篇即言："《胜玉歌》兮不虚言，此是杨家真秘传。"该歌赋共收载穴位66个，涉及病种高达54个之多，用穴之精简，令人叹为观止。最关键的是，数量如此之少的腧穴，却能发挥出效如桴鼓之用，犹如中药治疗中的"经方"。针灸歌赋的运用有利于针灸医生临床经验的总结与技术的提升，也更显示了针灸旺盛的生命力，有利于针灸技术的传承与传播。由此，针灸歌赋的重要性可见一斑，大力深入研究并传承推广各类歌赋具有深远的临床意义。

本书参阅了大量的相关古今文献，在此不能一一致谢，谨向这些呕心沥血的前辈们致以最崇高的敬意！因笔者水平所限，可能对先贤诸家的思想和学术理解未尽全面，但功拙不计，仅以此慰藉吾辈弘扬针灸学术、普救含灵之苦之心。其注解中存在谬论之处，敬请各位老师及同道不吝赐教，期望能够还原歌赋本来之面貌，能够让歌赋在临床中发挥更大的作用。编写本套丛书的目的就是想唤起针灸同道对针灸歌赋的高度重视，不仅仅要很好地传承，更要从临床实践中进一步发挥总结其中的规律，让这块璞玉大放异彩。

杨朝义

2024 年仲夏于潍坊奎文杨朝义中医门诊

目 录

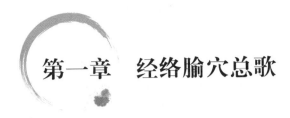

第一章　经络腧穴总歌

第一节　手足十二经所属歌

【歌赋】

　　五脏六腑共包络，手足所属三阴阳，
　　太阴足脾手肺脏，阳明足胃手大肠，
　　少阴足肾手心脏，太阳足膀手小肠，
　　厥阴足肝手包络，少阳足胆手焦当。

　　手足十二经所属歌首见于《医宗金鉴》。《医宗金鉴》是一部综合性的医书，由清朝官方组织编写，由太医院吴谦、刘裕泽主编，参与编写的有李毓清、武维藩等10余人。该书虽为集体编写，但后世多以吴谦主编署名。

　　《医宗金鉴》全书共90卷，刊行于清乾隆七年（公元1742年）。本歌赋选自《医宗金鉴·刺灸心法要诀》，《刺灸心法要诀》（卷七十九至卷八十六）为该书专论针灸的部分，其中本歌赋出自卷七十九。

【注解】

**　　五脏①六腑②共③包络④，手足所⑤属三阴阳⑥。**

　　①五脏：即心、肝、脾、肺、肾五个脏器的合称。脏同"藏"，是指胸腹腔内那些组织充实，并能贮存、分泌或制造精气的脏器。正如《素问·五脏别论篇》："所谓五脏者，藏精气而不泻也。"

　　②六腑：即胆、胃、大肠、小肠、三焦、膀胱六个器官的合称。腑同"府"，具有出纳、传输、传化水谷的共同功能。正如《灵枢·本脏》："六腑者，所以化水谷而行津液也。"

　　③共：加的意思。

　　④包络：即心包络。心包是心的外膜，附有络脉，是通行气血的道路，合称心包络，一般简称"心包"或"包络"，是心的外卫，有保护心脏的作用，能代心受邪。古人为了和六腑配合，五脏加上心包络，即所谓的"六脏"。由此

人体脏腑得到了统一，形成了一个整体系统。

⑤所：助词，这里指它所涉及的经脉。

⑥三阴阳：即三阴三阳，是人体十二条经脉的命名，人体十二脏腑各有一条经脉，根据经脉循行于四肢内侧（为阴经）或外侧（为阳经）以及经脉所属的内脏，分为阴阳、脏腑，其中阴阳又分为三阴三阳。

心、肝、脾、肺、肾五脏与胆、胃、大肠、小肠、膀胱、三焦之六腑再加上心包之经脉，分别从属于手之三阴三阳及足之三阴三阳，构成了手足十二经脉。

太阴足脾手肺脏，阳明足胃手大肠。

太阴在足为脾，在手为肺，分别是足太阴脾经和手太阴肺经，脾经与肺经上下相通；阳明在足为胃，在手为大肠，分别是足阳明胃经和手阳明大肠经，胃经与大肠经上下相通。

少阴足肾手心脏，太阳足膀手小肠。

少阴在足为肾，在手为心，分别是足少阴肾经和手少阴心经，肾经与心经上下相通；太阳在足为膀胱，在手为小肠，分别是足太阳膀胱经和手太阳小肠经，膀胱经与小肠经上下相通。

厥阴足肝手包络，少阳足胆手焦[①]当[②]。

①焦：指的是三焦。

②当：掌管、主持的意思。

厥阴在足为肝，在手为心包，分别是足厥阴肝经和手厥阴心包经，肝经与心包经相通；少阳在足为胆，在手为三焦，分别是足少阳胆经和手少阳三焦经，胆经与三焦经上下相通。

【解读】

本歌赋概括地说明了十二经的命名和十二经与人体脏腑的络属关系。掌握十二经的命名与十二经和脏腑的络属关系则是学习针灸学的最基本内容。十二经脉以阴阳学说为指导，结合经络循行部位及联系脏腑而命名，其名称是由"阴阳""手足"和"脏腑"三部分组成。

首先从"阴阳"上来看，十二经脉和脏腑一样，也分为属阴、属阳两种性质。联系五脏的经脉就是阴经，联系六腑的经脉就是阳经。由于阴阳的盛衰、消长不同，可衍化为三阴、三阳，以区分阴阳气的盛衰（多少）：阴气最盛为太阴，其次为少阴，再次为厥阴；阳气最盛为阳明，其次为太阳，再次为少阳。

若从"手足"方面来看，走在上肢的称为"手经"，走在下肢的称为"足经"。由于手、足又各分阴、阳两面，就有阴阳上下手足四组之分。在上肢内侧面的称之为"手阴经"，走在上肢外面的称之为"手阳经"，走在下肢里面的称之为"足阴经"，走在下肢外面的称之为"足阳经"。手阴经、手阳经、足阴经、足阳经分别各有三条，故又分别称为"手三阴""手三阳""足三阴""足三阳"经脉。

再从"脏腑"方面来看，五脏归属于阴经，六腑归属于阳经，其名称就是根据经脉以联系的脏腑而为名称。因为中医是以五脏为中心的理论观，其经络系统也是以五脏为中心，也即"腑随脏走"，即"腑"随相表里关系的"脏"来分配。脏腑有表里相合关系，十二经脉内属于脏腑，亦有相应的表里相合关系。阴经为里，属脏；阳经为表，属腑。互为表里的阴经与阳经在体内有属络关系，阴经属脏络腑，阳经属腑络脏，如手太阴肺经属肺络大肠，手阳明大肠经属大肠络肺。肺脏在上，其经脉走在手，大肠经脉也走在手；脾与胃相表里，脾在下，其经脉走在足，胃的经脉也在足。十二经脉如此构成六对表里属络关系。从十二经脉的命名可以看出，每一条经脉名称包括了内属脏腑、外络肢节两个部分。其中手足、阴阳是经脉在"外"的联系，脏腑是经脉在"内"的联系。

【临床意义】

经络学说是针灸学的理论核心，十二经脉又是经脉理论的主体，对指导针灸临床实践具有十分重要的意义，是针灸学的基本内容。本歌赋简括地说明了十二经命名和十二经与人体六脏六腑的从属关系，言简意赅，易于记忆，强调了十二经脉与脏腑阴阳的重要性。

虽然其字面内容精少，但表达出了诸多的相关内容：一是先阴后阳，阴代表的是脏，阳代表的是腑，这强调了六脏的重要性，六腑从属于六脏；二是先足后手，而十二经脉的循行规律则是从手太阴开始，在此处从足开始，表达了肺经起于中焦之脾胃的思想；三是以同名经之规律为一组，表达出了同名经的重要性。同名经上下相通，同气相求，临床常常相互为用，尤其各种痛证常以同名经取穴。可见此歌赋虽然简短，但信息量颇高，值得重视。

第二节 十二经脉气血多少歌

【歌赋】

> 多气多血经须记，大肠手经足经胃。
> 少血多气有六经，三焦胆肾心脾肺。
> 多血少气心包络，膀胱小肠肝所异。

本歌赋首见于《针灸大全》，该书为明代著名针灸医家徐凤所著。徐凤（1390—1450），字延瑞，明江右弋阳（今江西省弋阳县）人。《针灸大全》又名《针灸捷要》《针灸捷法大全》，大约成书于明正己末年（1439年），共有6卷。全书以介绍历代针灸文献为重点，收集整理和撰写题录83（篇）条，内容包括针灸歌赋、针灸方法等，涉及孙思邈、王唯一、窦汉卿、席弘赋等众多针灸医家。该书收载歌赋多达74首，其中56首为首见，可见对针灸学贡献极大。

本歌赋是关于十二经气血多少的文献，后《针灸大成》转载此歌，内容一致。后《类经图翼》与《医宗金鉴》也载有"十二经气血多少歌"，两书内容基本相同，但与本歌赋文字上有出入。

本歌赋摘录于《针灸大全》。

【注解】

多气多血经须记，大肠手经足经胃。

多气多血的经脉需要记牢，分别是手阳明大肠经和足阳明胃经。两条经脉气血充盛，因此在临床中有"痿证独取阳明"之说，其所用理论之一就是阳明多气多血。

少血多气有六经，三焦胆肾心脾肺。

少血多气的经脉有6条，分别是手少阳三焦经、足少阳胆经、足少阴肾经、手少阴心经、足太阴脾经和手太阴肺经。

多血少气心包络，膀胱小肠肝所异。

多血少气的经脉有4条，分别是手厥阴心包经与足厥阴肝经、足太阳膀胱经与手太阳小肠经。

【解读】

十二经气血多少的问题，最早见于《灵枢·五音五味》："夫人之常数，太阳常多血少气，少阳常多气少血，阳明常多血多气，厥阴常多气少血，少阴常多血少气，太阴常多血少气，此天之常数也。"《灵枢·九针论》对气血多少也有论述，除太阳、少阳、阳明、太阴四经气血多少与《五音五味》相符外，其他两经"厥阴多血少气，少阴多气少血"与前篇相反。《素问·血气形志篇》中言："夫人之常数，太阳常多血少气，少阳常少血多气，阳明常多气多血，少阴常多气少血，厥阴常多血少气，太阴常多气少血，此天之常数。"此篇的记述除太阳、少阳、阳明与《五音五味》相符外，其少阴、厥阴、太阴均相反，但与《九针论》的记述除太阴相反外，其他五经相同。

根据以上各篇的内容结合中医相关的系统理论，笔者认为气血多少的关系较为合理的应是：阳明多血多气；少阴少血多气；太阳多血少气；厥阴多血少气；少阳多气少血；足太阴多血少气，手太阴多气少血。

【临床意义】

十二经脉主运行气血，而各经血气的分布则有所不同。血多的适宜出血，气多的适宜出气。《灵枢·九针论》言："阳明多血多气，太阳多血少气，少阳多气少血；太阴多血少气，厥阴多血少气，少阴多气少血。故曰：刺阳明，出血气；刺太阳，出血、恶气；刺少阳，出气、恶血；刺太阴，出血、恶气；刺厥阴，出血、恶气；刺少阴，出气、恶血也。"这段文字在《素问·血气形志篇》也有相似的论述，仅是个别字句有出入，太阴作"多气少血""刺太阴，出气、恶血"。

由此可见，血气多少的立论首先是为了指导刺法的"出血"或"恶血"以及"出气"或"恶气"，即血多宜出血、气多宜出气的临床运用。

血气多少还与针刺的深浅和补泻的运用有一定的联系。《灵枢·经水》载："足阳明，五脏六腑之海也，其脉大，血多，气盛，热壮，刺此者不深弗散，不留不泻也。足阳明刺深六分，留十呼……"意指足阳明血气盛大，只有深刺和久留针，才能散气泻邪。其余各经，太阳、少阳、太阴、少阴、厥阴的针刺深度，依次递减为五分、四分、三分、二分、一分，留针呼吸数，依次递减为七呼、五呼、四呼、三呼、二呼。至于补泻，尤其是子午流注等时间疗法，更需要在经络脏腑气血多少、盛衰的基础上加以具体运用。

根据十二经气血多少理论指导选穴配方，如《灵枢·经水》载："十二经之多血少气，与其少血多气，与其皆多血气，与其皆少血气，皆有大数，其治以针艾，各调其经气。"运用十二经气血常数选穴配方，主要是根据阴阳消长、气血平衡等原则，达到阴平阳秘，气血和调。配穴法中，如表里经配穴法、原络配穴法等即属此类。熟悉各经气血多少及相互表里关系，用以指导针灸选穴配方，是为准则。

第三节　十二经营行次序逆顺歌

【歌赋】

肺大胃脾心小肠，膀肾包焦胆肝续。

手阴藏手阳手头，足阴足腹阳头足。

本歌赋首载于《类经图翼》，作者张介宾（1563—1640），字会卿，号景岳，故后人多称其为张景岳，别号通一子，明代山阴会稽县（今浙江绍兴）人，为温补学派的代表人物，也是温补学派的创始人。其主要著作有《类经》《类经图翼》《类经附翼》《景岳全书》及《质疑录》等。《类经图翼》共11卷，卷一二为运气，卷三至卷十一为针灸，用图解方式以辅助《类经》注文之不足。《类经图翼》所列歌赋多达26首，涉及多方面针灸内容。有关于子午流注的3首，即《十二经纳甲歌》《十二经营行次序逆顺歌》《十二经流注时序歌》，也有关于经络腧穴的《十四经针灸要穴歌》《十二经脉起止歌》《周身经络部位歌》《十二经气血歌》，以及《肺经要穴歌》《胃经要穴歌》等共18首，还有5首关于针灸避忌的歌诀。26首歌诀仅有2首录于前人，其余的皆为首见。

后《脉诀汇编》对本歌赋加以转载，《医宗金鉴·刺灸心法要诀》也载有此歌，但改名为《十二经相传次序歌》。

本歌赋选自《类经图翼》。

【注解】

肺大胃脾心小肠，膀肾包焦胆肝续。

十二经脉中的经脉营气是按照一定次序运行的，即按肺经、大肠经、胃经、脾经、心经、小肠经次第运行。因为"肺为华盖""肺朝百脉"，气血必须首先上注于肺，在肺气的宣发、推动作用下，才能运行到全身各条经脉，因此十二经脉气血循环传注首先从手太阴肺经开始，手太阴肺经为首发经脉；手太阴肺经在食指末端通过阴阳表里关系传注于手阳明大肠经，手阳明大肠为第2条经脉；

手阳明大肠经在头面部通过同名阳经的交接将气血注入足阳明胃经，足阳明胃经为第3条经脉；足阳明胃经在足踇趾末端通过阴阳表里关系传注于足太阴脾经，足太阴脾经为第4条经脉；足太阴脾经在胸部注入手少阴心经，手少阴心经为第5条经脉；手少阴心经在小指末端通过阴阳表里关系传注于手太阳小肠经，手太阳小肠经为第6条经脉。

之后，经脉营气按照由膀胱经相继传入肾经、心包经、三焦经、胆经、肝经的次序运行。也就是说，由手太阳小肠经在头面部通过同名阳经的交接将气血注入足太阳膀胱经，足太阳膀胱经为第7条经脉；足太阳膀胱经在足小趾末端通过阴阳表里关系传注于足少阴肾经，足少阴肾经为第8条经脉；足少阴肾经在胸部传注于手厥阴心包经，手厥阴心包经为第9条经脉；手厥阴心包经在无名指末端通过阴阳表里关系传注于手少阳三焦经，手少阳三焦经为第10条经脉；手少阳三焦经在头面部通过同名阳经交接传注于足少阳胆经，足少阳胆经为第11条经脉；足少阳胆经在足大趾通过阴阳表里关系传注于足厥阴肝经，足厥阴肝经为第12条经脉。

十二经脉的循环传注始于肺经而止于肝经，再由肺经逐经相传，从而构成了周而复始、如环无端的循环传注系统，将气血周流全身，使人体不断地得到营养物质而维持各脏腑组织器官的功能活动。

手阴藏手^①阳手头^②，足阴足腹^③阳头足^④。

①手阴藏手：藏，即脏，指五脏；手阴，指的是手之三阴经，即手太阴肺、手厥阴心包、手少阴心三条经脉；藏手，即指从胸部（五脏）走手。

②阳手头：指手三阳经（手阳明大肠、手少阳三焦、手太阳小肠）从手走头。

③足阴足腹：指足的三阴经（足太阴脾、足厥阴肝、足少阴肾）从足走腹。

④阳头足：指足的三阳经（足阳明胃、足少阳胆、足太阳膀胱）从头走足。

十二经脉循行是有一定规律的：手的三阴经（手太阴肺经、手厥阴心包经、手少阴心经）从胸走手；手的三阳经（手阳明大肠经、手少阳三焦经、手太阳小肠经）从手走头；足的三阴经（足太阴脾经、足厥阴肝经、足少阴肾经）从足走腹胸；足的三阳经（足阳明胃经、足少阳胆经、足太阳膀胱经）从头走足。

【临床意义】

本歌赋短小精悍，言简意赅，虽然仅有两句话，却包含了较大的信息量。

第一句话概括了十二经脉的循环流注关系，一句话就将十二经脉的循环流注表达得极为明确，通过一句歌赋概括，读来朗朗上口，容易记忆。

第二句话概括了十二经脉的循行交接规律，十二经脉交接较为复杂，但是仅通过一句话就将其概括完整，非常明确地表达出了相表里的阴经与阳经在手足末端交接，同名的阳经与阳经在头面部交接，相互衔接的阴经与阴经在胸中交接。该句将其概括成歌赋形式，读来朗朗上口，容易记忆。

循行走向与交接规律是十二经脉最基本的内容之一，是针灸学习者首要掌握的内容。在这里通过歌赋形式的概括，不仅强调了其内容重要性，且语言凝练，易于记忆，故在临床广为流传。

第四节　十二经流注时序歌

【歌赋】

> 肺寅大卯胃辰宫，脾巳心午小未中。
> 膀申肾酉心包戌，亥三子胆丑肝通。

本歌赋首见于明代著名医家张介宾所著的《类经图翼》一书中，其作者不详。在本歌赋中张介宾注之曰："此歌出于子午流注等书，及张世贤等注释。其以十二时分发十二经，似乎近理；然而经之长短，穴之多寡，大相悬绝，又安能按时分发？且失五十周于身之义，今亦录之以俟辨正。"由此段注文可见，本歌赋并非张氏所作，只是张氏对此有所质疑，录之以让后人辨识讨论。此后的《脉诀汇编》转载此歌，《针灸聚英》也有转载，但改名为《十二经脉昼夜流注歌》。

本歌赋摘录于《类经图翼》。

【注解】

肺寅①大卯②胃辰③宫，脾巳④心午⑤小未⑥中。

①寅：指寅时，即凌晨的3～5点。
②卯：指卯时，即早上的5～7点。
③辰：指辰时，即上午的7～9点。
④巳：指巳时，即上午的9～11点。
⑤午：指午时，即上午的11点至下午的1点。
⑥未：指未时，即下午的1～3点。

凌晨3~5点对应的是肺经，此时肺经当令；早晨的5~7点对应的是大肠经，此时大肠经当令；上午的7~9点对应的是胃经，此时胃经当令；上午的9~11点对应的是脾经，此时脾经当令；上午的11点至午后的1点对应的是心经，此时心经当令；下午的1~3点对应的是小肠经，此时小肠经当令。

膀申①肾酉②心包戌③，亥④三子⑤胆丑⑥肝通。

①申：指申时，即下午的3~5点。

②酉：指酉时，即下午的5~7点。

③戌：指戌时，即晚上的7~9点。

④亥：指亥时，即晚上的9~11点。

⑤子：指子时，即晚上11点至凌晨1点。

⑥丑：即丑时，即凌晨1~3点。

下午3~5点对应的是膀胱经，此时膀胱经当令；下午5~7点对应的是肾经，此时肾经当令；晚上的7~9点对应的是心包经，此时心包经当令；晚上的9~11点对应的是三焦经，此时三焦经当令；晚上11点至凌晨1点对应的是胆经，此时胆经当令；凌晨的1~3点对应的是肝经，此时肝经当令。

【解读】

《灵枢·经别》曰："余闻人之合于天道也……外有六腑，以应六律，六律建阴阳诸经而合之十二月、十二辰、十二节、十二经水、十二时、十二经脉者，此五脏六腑之所以应天道。"人体的组成是与天地万物相对应的，其在外有属阳的六腑与自然界之六律相对应。六律有阴阳之分，故人体与之相应而有手足阴阳各经，这十二条经脉又与自然界之十二月、十二辰、十二节、十二条河流以及十二时等相对应。这就是中医学的"整体观"，中医认为"人与天地相应"，即所谓"天人合一"。人的气血运行也与自然界息息相关，如季节变化、地理环境、时序改变等。一天的二十四小时也影响着人体的气血运行，二十四小时分为十二个时辰，每个时辰是2个小时，每一个时辰对应着相应的脏腑，因此明确十二个时辰所对应的脏腑有着重要的临床意义。十二个时辰分别是子、丑、寅、卯、辰、巳、午、未、申、酉、戌、亥，分别对应胆、肝、肺、大肠、胃、脾、心、小肠、膀胱、肾、心包、三焦，可见下表。

十二时辰与十二脏腑对应关系表

时辰	子	丑	寅	卯	辰	巳	午	未	申	酉	戌	亥
时间	23:00~1:00	1:00~3:00	3:00~5:00	5:00~7:00	7:00~9:00	9:00~11:00	11:00~13:00	13:00~15:00	15:00~17:00	17:00~19:00	19:00~21:00	21:00~23:00
经脉	胆	肝	肺	大肠	胃	脾	心	小肠	膀胱	肾	心包	三焦
原穴	丘墟	太冲	太渊	合谷	冲阳	太白	神门	腕骨	京骨	太溪	大陵	阳池

【临床意义】

本歌赋仅两句话就概括了十二经脉与十二时辰的关系，并且按照十二经脉流注顺序而排列，包含的信息量较大，其临床意义有以下4个方面。

（1）本歌赋较为重要，记此一歌可免记很多歌，如《十二经本一脉歌》《脏腑起止歌》《十二经穴周流歌》《十二经营行次序逆顺歌》等。本歌赋是学习中医的基础，也是子午流注针法的入门歌，因此是针灸学习者的必背歌诀。

（2）临床可根据十二时辰对应的脏腑进行合理的养生保健。如子时对应的是胆，为胆经当令，子时属于"阴中之阴"时段，是一天之中阴气最盛的时候，也是阳气开始初升的时段，胆气在此时开始升发，所以子时的睡眠对人体至关重要，在子时之前必须睡觉。辰时对应的是胃，为胃经当令，胃主受纳、腐熟水谷，为气血生化之源，这时天地阳气最旺，人的脾胃功能也最强，所以此时人们吃早餐最容易消化而发挥其营养作用，吃早餐就是要补充营养，以保证一整天人体的需求。午时对应的是心，为心经当令。子时和午时是天地气机的转换点，人也要在这个天地之气的转换点上调整气血，若在此时能午睡片刻，对养心大有好处，因此也称为"养心觉"。由此可见，根据时辰与脏腑的对应关系进行合理的养生保健，对保持身体健康有重要的指导意义。

（3）根据脏腑与时辰的对应关系施以相应治疗。因为每一个脏腑对应一个时辰，所以若在某一个固定的时辰发病则可以调理相应的脏腑，也称之为时间性病证。若每当凌晨1~3点（丑时）醒来不能入睡，凌晨1~3点对应的是肝，此时应调理肝即可解决；若每当下午5~7点（酉时）出现心烦、心悸、无力及腰痛症状，下午5~7点对应的是肾，故应调理肾即可解决。这种治疗方法就称为"因时施治"或"按时针灸"。

（4）根据十二经脉所对应的脏腑在一天十二时辰中气血盛衰的情况调理相应脏腑。脏腑经脉各逢其时，气血最盛，过则气衰，如子午流注之"逢时而开，过时为阖"。掌握这种规律可以更好地调节人体脏腑经脉气血状态，所谓"刺实者刺其来，刺虚者刺其去"。

第五节　十二经起止歌

【歌赋】

> 肺起中府止少商，大肠商阳止迎香。
> 胃起承泣终厉兑，脾起隐白大包乡。
> 心起极泉少冲止，小肠少泽止听宫。
> 膀胱睛明止至阴，肾起涌泉俞府终。
> 包络天池中冲止，三焦关冲止竹空。
> 胆瞳子髎止窍阴，肝起大敦止期门。

本歌赋首载于《医宗金鉴》。《医宗金鉴》是由清代太医吴谦负责编修的医学丛书，全书90卷，是我国综合性中医医书中最完善简要的一种。《十二经脉起止歌》早在《针灸大成》《针灸大全》及《类经图翼》中就有记载，但《医宗金鉴》所载歌赋与之均不同，具有简洁明了、易于记忆的特点，故本歌赋摘录于《医宗金鉴》一书内容。

【注解】

肺起中府止少商，大肠商阳止迎香。

手太阴肺经起始于胸部的"中府"穴，终止于手大指末节桡侧缘的"少商"穴，左右各有11个穴位；手阳明大肠经起始于食指末端桡侧的"商阳"穴，终止于面部的"迎香"穴，左右各有20个穴位。

胃起承泣终厉兑，脾起隐白大包乡。

足阳明胃经起始于面部的"承泣"穴，终止于足第2趾末节外侧的"厉兑"穴，左右各有45个穴位；足太阴脾经起于足大趾末端内侧的"隐白"穴，终止于胸部的"大包"穴，左右各有21个穴位。

心起极泉少冲止，小肠少泽止听宫。

手少阴心经起于腋下的"极泉"穴，终止于手小指末节桡侧缘的"少冲"穴，左右各有9个穴位；手太阳小肠经起于小指末节尺侧的"少泽"穴，止于面部耳前的"听宫"穴，左右各有19个穴位。

膀胱睛明止至阴，肾起涌泉俞府终。

足太阳膀胱经起于面部眼睛旁边的"睛明"穴，终止于足小趾末节外侧的"至阴"穴，左右各有67个穴位；足少阴肾经起于足心的"涌泉"穴，止于胸部之"俞府"穴，左右各有27个穴位。

包络天池中冲止，三焦关冲止竹空。

手厥阴心包经起于胸部的"天池"穴，止于中指末端指尖的"中冲"穴，左右各有9个穴位；手少阳三焦经起于无名指末端尺侧缘的"关冲"穴，止于面部眉梢凹陷的"丝竹空"穴，左右各9个穴位。

胆瞳子髎止窍阴，肝起大敦止期门。

足少阳胆经起于面部目外眦旁的"瞳子髎"，止于足第4趾末节外侧的"足窍阴"穴，左右各有44个穴位；足厥阴肝经起于足大趾末节外侧的"大敦"穴，止于胸部的"期门"穴，左右各14个穴位。

【临床意义】

本歌赋记述了十二经脉流注次序，重点说明了十二经脉腧穴各自的起止点，即起于某穴，终于某穴，是一首经典歌赋，具有重要的临床意义。

（1）本歌赋短小精悍，言简意赅，虽然用字极少，但将内容完全清楚地表达出来，读来朗朗上口，易于记忆，是同歌赋中最精简的一首。

（2）本歌赋是按照气血流注顺序而排序，且是表里两经为一组，背诵本歌赋，既能明确十二经脉的流注顺序，也能明确脏腑表里两经的关系。

（3）明确了十二经脉起止穴，才能明确十二经脉的循行走向，十二经脉循行方向是学习经络知识最基本的内容之一。

附：《针灸大成》《类经图翼》及《针灸大全》中相关歌赋

1.《针灸大成》之《脏腑十二经穴起止歌》 手肺少商中府起，大肠商阳迎香二，足胃头维厉兑三，脾部隐白大包四，手心极泉少冲来，小肠少泽听宫去，膀胱睛明至阴间，肾经涌泉俞府位，心包天池中冲随，三焦关冲耳门继，胆家瞳子髎窍阴，厥肝大敦期门至，十二经穴始终歌，学者铭于肺腑记。

2.《类经图翼》之《十二经脉起止歌》 经始太阴而厥阴最后，穴先中府而终则期门。原夫肺脉，胸中始生，出腋下而行于少商，络食指而接乎阳明。大肠起自商阳，终迎香于鼻外。胃历承泣而降，循厉兑于足经。脾自足之隐白，趋大包于腋下。心由极泉而出，注小指之少冲。小肠兮，起端于少泽，维肩后，上络乎听宫。膀胱穴自睛明，出至阴于足外。肾以涌泉发脉，通俞府于前胸。心包起乳后之天池，络中冲于手中指。三焦始名指之外侧，从关冲而丝竹空。胆从瞳子髎穴，连窍阴于足之四指。肝因大敦而上，至期门而复于太阴肺经。

3.《针灸大全》之《十二经本一脉歌》　中焦肺起脉之宗，出手大指之端冲。大肠即起手食指，上行环口交鼻里。胃经源又下鼻交，出足大指之端毛。脾经继起趾端上，注于心中少阴向。心经中指入掌循，手内端出小指行。小肠小指外端起，上斜络颧目内眦。膀胱经从目内生，至足小趾外侧行。肾脉动于小趾下，起注胸中过腹胯。心包出处又连胸，循掌心到中指中。三焦环指起尺侧，环走耳前目锐眦。胆家接起目锐旁，走足大趾三毛上。足肝就起三毛际，注入肺中循不已。

第六节　奇经八脉歌

　　奇经八脉歌首见于清代官方以吴谦等为主编写的《医宗金鉴》一书中，在《医宗金鉴》一书之前的《医经小学》《针灸聚英》与《类经图翼》等医著中有同名歌诀载录，但均与《医宗金鉴》中的内容不同，该书中的歌诀内容更为细致，将其各奇经的循行表述得更为全面，因此本歌赋即摘录于《医宗金鉴·刺灸心法要诀》。《医宗金鉴·刺灸心法要诀》采取的是歌诀的形式，全书以歌诀为经，注解为纬。自卷七十九至卷八十六的《刺灸心法要诀》部分就有歌赋165首，极大地丰富了古代针灸歌赋的内容。

一、歌赋及解析

（一）奇经八脉总歌

【歌赋】

　　　　　　正经经外是奇经，八脉分司各有名。
　　　　　　任脉任前督于后，冲起会阴肾同行，
　　　　　　阳跷跟外膀胱别，阴跷跟前随少阴，
　　　　　　阳维维络诸阳脉，阴维维络在诸阴，
　　　　　　带脉围腰如束带，不由常度号奇经。

【注解】

正经经外是奇经，八脉分司各有名。

　　经脉有十二正经和奇经八脉，十二经为常脉，奇经则不拘于常，故谓之奇，奇经是十二正经之外的八条经脉，督脉、任脉、冲脉、带脉、阳跷脉、阴跷脉、阳维脉、阴维脉八脉名称不同，功能各异。

任脉任前督于后，冲起会阴肾同行。

任脉行于人身之前面正中，总任一身之阴；督脉行于人身之后面正中，总督诸阳；冲脉起于胞中，经会阴，主要与足少阴肾经并行。

阳跷跟外膀胱别，阴跷跟前随少阴。

阳跷脉起于足跟外侧，出足太阳之申脉，阳跷为足太阳之别；阴跷起于跟中，出足少阴肾经然谷之后而循行，阴跷为足少阴之别。

阳维维络诸阳脉，阴维维络在诸阴。

阳维则维络联系诸阳经，阴维则维络联系诸阴经。

带脉围腰如束带，不由常度号奇经。

带脉围腰一周，如身之束带。以上八脉与有脏腑属络、表里经相合等规律的正经不同，故名奇经。

附：《难经》中奇经八脉之论述

脉有奇经八脉者，不拘于十二经，何谓也？然：有阳维，有阴维，有阳跷，有阴跷，有冲，有任，有督，有带之脉。凡此八脉者，皆不拘于经，故曰奇经八脉也。经有十二，络有十五，凡二十七气，相随上下，何独不拘于经也？然：圣人图设沟渠，通利水道，以备不然。天雨降下，沟渠溢满，当此之时，雾霈妄作，圣人不能复图也。此络脉满溢，诸经不能复拘也。既不拘于十二经，皆何起何继也。

（二）任脉循行歌

【歌赋】

> 任脉起于中极下，会阴腹里上关元，
> 循内上行会冲脉，浮外循腹至喉咽，
> 别络口唇承浆已，过足阳明上颐间，
> 循面入目至睛明，交督阴脉海名传。

【注解】

任脉起于肾下胞中当中极穴之下，出于会阴穴，行于身前腹里，过关元，循腹正中线至咽喉、承浆部，环唇口循面至目下承泣而终。上行时与冲脉相交会于唇下承浆穴，在龈交与督脉相交会。任脉又称阴脉之海，主胞胎。

任脉总调一身之阴气，为阴脉之海，是阴盛多血之经，其病理变化主要是阴血失和。

任脉的临床运用：《素问·骨空论篇》言："任脉为病，男子内结七疝，女子带下瘕聚。"这是任脉病的辨证提纲。其概括了以泌尿、生殖系统为主的下焦病变，如尿频、遗尿、小便失禁、癃闭、疝气、遗精、阳痿、早泄、女子带下、崩漏、月经不调、腹部肿块、不孕等。

附：《内经》《难经》与《奇经八脉考》中任脉之循行分布

《难经·二十八难》：任脉者，起于中极之下，以上毛际，循腹里，上关元，至咽喉。

《素问·骨空论篇》：上颐，循面，入目。

《奇经八脉考》：起于中极之下，少腹之内，会阴之分。上行而外出，循曲骨，上毛际，至中极，同足厥阴、太阴、少阴并行腹里，循关元，历石门、气海，会足少阴、冲脉于阴交。循神阙、水分，会足太阴于下脘。历建里，会手太阳、少阳、足阳明于中脘。上上脘、巨阙、鸠尾、中庭、膻中、玉堂、紫宫、华盖、璇玑。上喉咙，会阴维于天突、廉泉。上颐，循承浆，与手足阳明、督脉会。环唇上，至下龈交，复而分行，循面，系两目下之中央，至承泣而终。

（三）督脉循行歌

【歌赋】

督脉少腹骨中央，女子入系溺孔疆，
男子之络循阴器，绕篡之后别臀方，
至少阴者循腹里，会任直上关元行，
属肾会冲街腹气，入喉上颐环唇当，
上系两目中央下。始合内眦络太阳，
上额交颠入络脑，还出下项肩髆场，
夹脊抵腰入循膂，络肾茎篡等同乡。
此是申明督脉路，总为阳脉之督纲。

【注解】

督脉起源于胞宫（与任脉、冲脉同出一源，被称为一源三歧），出于横骨骨盆中央，女子系尿孔之端，男子循阴茎下至肛门，环臀在骶骨端与足少阴肾经交会后，进入脊骨内向上行于风府，进入脑，还出循头正中过百会、神庭、素髎至龈交。这是督脉的主干。

督脉分支联系肾脏，从小腹直上，穿过脐中央，向上通过心脏，入于喉咙，上至下颌部，环绕口唇，向上联络两目之下的中央。

督脉又与足太阳经起于目内眦，向上至额，交会于颠顶，入络脑；又退出下项，循行于肩胛内侧，夹脊柱抵达腰中，入循脊里联络肾脏。这也是督脉的一个分支，说明督脉之脉络的基本走行。总之督脉联系了诸阳经，又行于背正中，通于脑，是全身阳脉之总督，故称阳脉之海，总督诸阳。

督脉总督一身之阳气，为阳脉之海，是阳盛多气之经，其病理变化主要是阳气失畅。

督脉的临床运用：《素问·骨空论篇》言："督脉为病，脊强反折……女子不孕，癃痔遗溺嗌干。"这是督脉病的辨证提纲。从中可以看出督脉穴位主要治疗与运动功能失常以及泌尿、生殖和消化系统有关的病症，如脊强不得俯仰，抽搐，甚则角弓反张，头重高摇，拘挛截瘫，癫痫，痴呆，痔，遗溺等。

附：《内经》《难经》与《奇经八脉考》中督脉之循行分布

《难经·二十八难》：督脉者，起于下极之俞，并于脊里，上至风府，入属于脑。

《素问·骨空论篇》：督脉者，起于少腹，以下骨中央，女子入系廷孔，其孔，溺孔之端也。其络循阴器，合篡间，绕篡后，别绕臀，至少阴，与巨阳中络者合，少阴上股内后廉，贯脊属肾。与太阳起于目内眦，上额交颠上，入络脑，还出别下项，循肩膊内，夹脊抵腰中，入循膂络肾。其男子循茎下至篡，与女子等。其少腹直上者，贯脐中央，上贯心，入喉，上颐，还唇，上系两目之下中央。

《奇经八脉考》：其脉起于肾下胞中，至于少腹，乃下行于腰、横骨围之中央，系溺孔之端，男子循茎下至篡；女子络阴器，合篡间。俱绕篡后屏翳穴，别绕臀，至少阴与太阳中络者，合少阴上股内廉，由会阳贯脊，会于长强穴。在骶骨端与少阴会，并脊里上行，历腰俞、阳关、命门、悬枢、脊中、中枢、筋缩、至阳、灵台、神道、身柱、陶道、大椎，与手足三阳会合。上哑门，会阳维，入系舌本。上至风府，会足太阳、阳维，同入脑中，循脑户、强间、后顶、上颠，历百会、前顶、囟会、上星，至神庭，为足太阳、督脉之会。循额中至鼻柱，经素髎、水沟，会手足阳明至兑端，入龈交，与任脉、足阳明交会而终。

（四）冲脉循行歌

【歌赋】

冲脉起于腹气街，后天宗气气冲来，
并于先天之真气，相并夹脐上胸街，
大气至胸中而散，会合督任充身怀，
分布脏腑诸经络，名之曰海不为乖。

【注解】

冲脉起于肾下胞中，出于气冲穴，得胃经的后天之气，然后并入足少阴肾经，又得先天之真气，沿着脐旁两侧抵达胸中而散。分支一，自胸中分散后上行达"颃颡"，环绕口唇。分支二，从气冲部下行，循阴谷内廉，入腘中，经胫骨内廉，到内踝后，入足下。分支三，从内踝后，行至足背上，循行至足大趾。分支四，从胞中，下出会阴，向上行于脊柱之内。冲脉分支分布于头面、下肢和脏腑，与女子经血关系密切，故又称为血海、五脏六腑之海、十二经脉之海。

冲脉的临床运用：《素问·骨空论篇》言："冲脉为病，逆气里急。"这是冲脉病的辨证提纲。若经气上逆，气不顺则膈塞逆气，血不和则胸腹里急；冲为血海，若冲脉气血不足或邪气瘀阻，则不孕，月经不调；若邪留冲脉，气血不养肌腠，则体重身痛；若阳明虚衰，冲脉不养，则宗筋弛纵。冲脉病可见逆气里急、不孕、月经不调、体重身痛、宗筋弛纵等。

附：《内经》《难经》《奇经八脉考》中冲脉之循行分布

《灵枢·逆顺肥瘦》：夫冲脉者，五脏六腑之海也，五脏六腑皆禀焉。其上者，出于颃颡，渗诸阳，灌诸精；其下者，注少阴之大络，出于气街，循阴股内廉，入腘中，伏行骭骨内，下至内踝之后，属而别其下者，并于少阴之经，渗三阴；其前者，伏行出跗，属下，循跗入大指间，渗诸络而温肌肉。

《素问·骨空论篇》：冲脉者，起于气街，并少阴之经。

《灵枢·动输》：冲脉者，十二经之海也，与少阴大络起于肾下，出于气街，循阴股内廉，邪入腘中，循胫骨内廉，并少阴之经，下内踝之后，入足下；其别者，邪入踝，出属跗上，入大指之间，注诸络而温足胫。

《难经·二十七难》：冲脉者，起于气冲，并足阳明之经，夹脐上行，至胸中而散也。

《奇经八脉考》：其脉与任脉，皆起于少腹之内胞中。其浮而外者，起于气冲，并足阳明、少阴经之间，循腹上行至横骨，夹脐左右各五分，上行历大赫……至胸中而散。

（五）带脉循行歌

【歌赋】

带脉足少阴经脉，上腘别走太阳经，
合肾十四椎属带，起于季胁绕身行。

【注解】

带脉起于胁肋下部章门穴，围绕一身如腰带状，与带脉、五枢、维道相交会，在第二腰椎处，与足少阴肾经的经别相连系。此经别从腘部分出，别走足太阳经并联系肾。

带脉的临床运用：带脉起于季肋，环腰一周，如束带然，总系诸经。若寒湿侵袭带脉，气血运行不畅，则腰腹重痛；若热毒内蕴带脉，则缠腰火丹；若带脉约束无力，加之督脉、阳明经、冲脉虚衰，则痿废不用；若脾虚湿盛，带脉失约，则出现带下量多。带脉病可见足痿不用、缠腰火丹、带下病、腰腹重痛。

附：《内经》与《难经》中带脉之循行分布

《灵枢·经别》：足少阴之正，至腘中，别走太阳而合，上至肾，当十四椎，出属带脉；直者，系舌本，复出于项，合于太阳。

《难经·二十八难》：带脉者，起于季胁，回身一周。

（六）阳跷脉循行歌

【歌赋】

阳跷脉起于跟中，上合三阳外踝行，

从胁循肩入颈顼，属目内眦太阳经。

【注解】

阳跷脉起于跟中申脉穴，从外踝向上循行连系足太阳经的仆参、跗阳，足少阳经的居髎，手太阳经的臑俞，手阳明经的肩髃、巨骨，足阳明经的地仓、巨髎、承泣，足太阳经的睛明。从胁肋后侧至肩部，循面鼻旁进入足太阳经的睛明，继续向上行，止于足少阳经的风池。

阳跷脉的临床运用：阳跷脉起于足跟，分行于下肢外侧，会于目，司目之开，主肢体运动。若邪犯阳跷脉，阴阳失衡，阴缓而阳急，则出现肢体外侧拘挛；若卫气留而不走，留于阳跷脉，阳气满，则目不阖，出现失眠。常用于拘挛（阴缓而阳急）、失眠。

附：《内经》《难经》《奇经八脉考》中阳跷脉之循行分布

《灵枢·寒热病》：足太阳有通项入于脑者正属木本，名曰眼系……在项中两筋间，入脑乃别阴跷、阳跷，阴阳相交……交于目锐（应作"内"）眦。

《灵枢·脉度》：跷脉者，少阴之别，起于然谷之后，上内踝之上，直上循阴股入阴，上循胸里，入缺盆，上出人迎之前，入顼，属目内眦，合于太阳、阳跷而上行，其病相还则为濡目，气不荣则目不合。

《难经·二十八难》：阳跷脉者，起于跟中，循外踝上行，入风池。

《奇经八脉考》：阳跷者，足太阳之别脉。其脉起于跟中，出于外踝下足太阳申脉穴，当踝后绕跟，以仆参为本，上外踝上三寸，以跗阳为郄，直上循股外廉，循胁后胛，上会手太阳、阳维于臑俞，上行肩膊外廉，会手阳明、少阳于肩髃，上人迎，夹口吻，会手足阳明、任脉于地仓。同足阳明上而行巨髎，复会任脉于承泣，至目内眦与手足太阳、足阳明、阴跷，五脉会于睛明穴。从睛明上行入发际，下耳后，入风池而终。

（七）阴跷脉循行歌

【歌赋】

> 阴跷亦起于跟中，少阴之别内踝行，
>
> 上循阴股入胸腹，上至咽喉至睛明。

【注解】

阴跷脉起于跟中足少阴经的照海穴，沿内踝足少阴经向上，经大腿内侧、腹部、胸部，经咽喉，交会贯通冲脉，经鼻旁，属目内眦，合于足太阳经睛明。

阴跷脉的临床运用：阴跷脉起于足跟，分行于下肢内侧，会于目，司目之阖，主肢体运动。若邪犯阴跷脉，阴阳失衡，阳缓而阴急，则出现肢体内侧拘挛、咽痛；若卫气留而不走，留于阴跷脉，阴气满，则目不开，出现多寐、上胞下垂。常用于拘挛（阳缓而阴急）、咽痛、多寐、上胞下垂。

附：《内经》《难经》与《奇经八脉考》中阴跷脉之循行分布

《灵枢·脉度》：阴跷脉者，少阴之别，起于然谷之后，上内踝之上，直上循阴股，入阴，上循胸里，入缺盆上，出人迎之前，入頄，属目内眦，合于太阳、阳跷而上行。

《难经·二十八难》：阴跷脉者，亦起于跟中，循内踝上行，至咽喉，交贯冲脉。

《奇经八脉考》：阴跷者，足少阴之别脉，其脉起于跟中足少阴然谷穴之后，同足少阴循内踝下照海穴，上内踝之上二寸，以交信为郄，直上循阴股入阴，上循胸里，入缺盆，上出人迎之前，至喉咙，交贯冲脉，入頄内廉，上行属目内眦，与手足太阳、足阳明、阳跷，五脉会于睛明而上行。

（八）阳维脉循行歌

【歌赋】

> 阳维脉起足太阳，外踝之下金门疆，
>
> 从胻背肩项头面，维络诸阳会督场。

【注解】

阳维脉起于足太阳经位于外踝下的金门穴，沿小腿、大腿的外侧，经过肩背部到额面部，反折至头项后部，止于风府和哑门，与督脉相交会。阳维脉起到维络诸阳经的作用。

阳维脉的临床运用：阳维脉维系诸阳经，主人一身之表。若外邪袭表，表闭阳郁，则恶寒发热；若阳络瘀阻，气血郁滞，热盛则肿，见腰部暴肿；若邪气犯肺，肺失宣降，则喘息抬肩。可用于恶寒发热、腰痛、喘息抬肩等症。

《素问·刺腰痛篇》：阳维之脉，脉与太阳合腨下间，去地一尺所。

《难经·二十八难》：阳维起于诸阳会也。

《奇经八脉考》：阳维起于诸阳之会，其脉发于足太阳金门穴，在足外踝下一寸五分，上外踝七寸，会足少阳于阳交，为阳维之郄。循膝外廉，上髀厌，抵少腹侧，会足少阳于居髎。循胁肋，斜上肘，上会手阳明、手足太阳于臂臑。过肩前，与手少阳会于臑会、天髎，却会手足少阳、足阳明于肩井。入肩后，会手太阳、阳跷于臑俞，上循耳后，会手足少阳于风池。

（九）阴维脉循行歌

【歌赋】

阴维脉起足少阴，内踝上行穴筑宾，

循腹至乳上结喉，维络诸阴会于任。

【注解】

阴维脉起于足少阴经位于内踝之上的筑宾穴，沿小腿、大腿的内侧，经过腹部，上于结喉之上，分别与任脉的天突、廉泉相交会而止。阴维脉有维络诸阴经的作用。

阴维脉的临床运用：阴维脉起于"诸阴经"，联络诸阴经。若胸阳不振，邪实瘀阻则发为胸痹；若肝气郁滞，复克脾土，则胸胁腹痛；若阴气内结，则阴肿痛。用于心痛、胸胁腹痛、阴中痛。

《素问·刺腰痛篇》：刺飞扬之脉，在内踝上五寸，少阴之前，与阴维之会。

《难经·二十八难》：阴维起于诸阴交也。

《奇经八脉考》：阴维起于诸阴之交，其脉发于足少阴筑宾穴，为阴维之郄，在内踝上五寸腨肉分中。上循股内廉，上行入少腹，会足太阴、厥阴、少阴、阳明于府舍，上会足太阴于大横、腹哀。循胁肋会足厥阴于期门，上胸膈夹咽，与任脉会于天突、廉泉，上至顶前而终。

二、临床意义

《奇经八脉歌》概述了奇经八脉的命名、循行及其特点。

奇经八脉的循行在《内经》及《难经》两书中均有论述，但都不够全面，不够具体，本歌赋根据这两本所述内容，综合运用，将奇经八脉的起止及其循行全面而明确地表达出来。采用歌赋的形式表述，易于记忆，语言凝练，通俗易懂，内容全面，对研究奇经八脉的起止及循行有重要的参考价值，亦对奇经八脉的运用及推广有重要价值。

附：其他医籍中的《奇经八脉歌》

1.首见于《医经小学》，后见于《针灸大成》及《针灸聚英》中的《奇经八脉歌》

> 督脉起自下极腧，并于脊里上风府。
> 过脑额鼻入龈交，为阳脉海都纲要。
> 任脉起于中极底，上腹循喉承浆里，
> 阴脉之海妊所谓。
> 冲脉出胞循脊中，从腹会咽络口唇。
> 女人成经为血室，脉并少阴之肾经。
> 与任督本于阴会，三脉病起而异行。
> 阳跷起自足跟里，寻外踝上入风池。
> 阴跷内踝循喉嗌，本足阴阳脉别支。
> 诸阴交起阴维脉，发足少阴筑宾郄。
> 诸阳会起阳维脉，太阳之郄金门穴。
> 带脉周回季胁间，会于维道足少阳。
> 所谓奇经之八脉，维系诸经乃顺常。

2.《类经图翼》中的《奇经八脉歌》

> 正经经外是奇经，八脉分司各有名。
> 后督前任皆在内，冲有毛际肾同行。
> 阳跷跟外膀胱别，阴起跟前随少阴。
> 阳维只络诸阳脉，何谓阴维为络阴。
> 带脉围腰如束带，不由常度曰奇经。

第七节　十二经脉歌

十二经脉歌首见于《针灸聚英》一书，为明代著名医家高武所著。高武，字梅孤，浙江鄞县（今宁波市）人，生卒年不详，明代正德、嘉靖初在世。其在针灸方面的著作有《针灸素难要旨》和《针灸聚英》，影响较大的是《针灸聚英》。《针灸聚英》又名《针灸聚英发挥》，刊于嘉靖八年（1529年），全书共4卷。卷四为歌赋专篇，所载歌赋涉及经络、腧穴、针法、治疗、流注等各个方面，其中《十四经步穴歌》（14首，即《十四经经穴分寸歌》）、《百症赋》《拦江赋》《玉龙赋》《十二经脉歌》《杂病十一穴歌》《肘后歌》《回阳九针歌》《补泻雪心歌》《行针指要歌》《刺法启玄歌》等皆首见于此书。

本歌赋选自《针灸聚英》。

一、歌赋及解析

（一）手太阴肺经歌

【歌赋】

> 手太阴肺中焦生，下络大肠出贲门，
> 上膈属肺从肺系，系横出腋臑中行。
> 肘臂寸口上鱼际，大指内侧爪甲根。
> 支络还从腕后出，接次指属阳明经。
> 此经多气而少血，是动则病喘与咳，
> 肺胀膨膨缺盆痛，两手交瞥为臂厥。
> 所生病者为气嗽，喘喝烦心胸满结，
> 臑臂之内前廉痛，小便频数掌中热。
> 气虚肩背痛而寒，气盛亦疼风汗出，
> 欠伸少气不足息，遗矢无度溺色赤。

【注解】

> 手太阴肺中焦①生，下络②大肠出贲门，
> 上膈属肺从肺系③，系横出腋臑④中行。
> 肘臂寸口⑤上鱼际，大指内侧爪甲根。
> 支络还从腕后出，接次指⑥属阳明经。

①中焦：上腹胃脘所在部位。

②络：联络，网络，散络。

③肺系：系是系带的意思，指相连的部分。肺系，指喉咙、气管。

④臑：指上臂。

⑤寸口：腕后桡动脉搏动处。

⑥次指：指食指。

手太阴肺经起于中焦，向下联络大肠，回绕过来沿着胃的贲门部，经过膈肌，隶属于肺，然后向上沿着气管到咽喉部，横折走至腋下，行于上臂内侧，至肘窝尺泽部，再行于前臂内侧桡骨下缘至寸口动脉搏动处，经过鱼际抵达大指桡侧指甲根少商穴。其支脉从腕后列缺分出，于食指端商阳穴联系手阳明大肠经。

此经多气而少血，是动则病①喘与咳，
肺胀膨膨缺盆②痛，两手交瞀③为臂厥。

①是动则病：原意指经脉变动异常，此指这一经脉发生异常变化可能出现相关病症。

②缺盆：指锁骨上窝。

③瞀（mào）：指心胸闷乱，视力模糊。

手太阴肺经多气少血，经气有异常变化就会膨膨咳、喘、肺部胀满，甚至锁骨上窝部疼痛，严重时，强迫坐位，两手交叉于胸前，两目视物不清，这种病称为臂厥，是本经经气厥逆所致。

所生病者①为气嗽，喘喝②烦心胸满结，
臑臂之内前廉痛，小便频数掌中热。
气虚肩背痛而寒，气盛亦疼风汗出，
欠③伸少气不足息，遗矢无度溺色赤④。

①所生病者：指这一经脉能主治肺脏所发生的病症。

②喘喝：气喘声粗。

③欠：原指呵欠。此处指实证，当是指张口出气。

④溺色赤：指小便颜色发红。

本经的腧穴主治病症包括气喘、咳嗽、喘息、心烦、胸闷，以及上臂、前臂的内侧前边疼痛，小便频数，掌心发热；还包括气虚不足时，肩背冷痛，感寒恶风及小便颜色发红。

附：《灵枢·经脉》之经脉原文

肺手太阴之脉，起于中焦，下络大肠，还循胃口，上膈属肺。从肺系横出腋下，下循臑内，行少阴、心主之前，下肘中，循臂内上骨下廉，入寸口，上鱼，循鱼际，出大指之端。

其支者，从腕后，直出次指内廉，出其端。

《灵枢·经脉》之经脉病候原文

是动则病，肺胀满，膨膨而喘咳，缺盆中痛，甚则交两手而瞀，此为臂厥。

是主肺所生病者，咳，上气，喘喝，烦心，胸满，臑臂内前廉痛厥，掌中热。

气盛有余，则肩背痛，风寒汗出中风，小便数而欠；气虚，则肩背痛、寒，少气不足以息，溺色变。

（二）手阳明大肠经歌

【歌赋】

> 阳明之脉手大肠，次指内侧起商阳，
> 循指上廉出合谷，两筋歧骨循臂肪。
> 入肘外廉循臑外，肩端前廉柱骨旁，
> 从肩下入缺盆内，络肺下膈属大肠。
> 支从缺盆直上颈，斜贯颊前下齿当，
> 环出人中交左右，上夹鼻孔注迎香。
> 此经气盛血亦盛，是动颊肿并齿痛。
> 所生病者为鼽衄，目黄口干喉痹生，
> 大指次指难为用，肩前臑外痛相仍。
> 气有余兮脉热肿，虚则寒栗病偏增。

【注解】

> **阳明之脉手大肠，次指内侧起商阳，**
> **循指上廉^①出合谷，两筋歧骨循臂肪。**

①上廉：食指的桡侧边。

手阳明大肠经起于食指指甲桡侧缘的商阳穴，沿着食指桡侧边缘至合谷，经两筋凹陷处阳溪向上循臂外上至肘。

> **入肘外廉循臑外，肩端前廉柱骨^①旁，**
> **从肩下入缺盆内，络肺下膈属大肠。**

①柱骨：指颈椎，此指大椎穴。

经肘外侧曲池向上循着上臂外侧上肩前，向后进入颈椎部位下大椎穴，回来经过缺盆进入胸腔络于肺，经过膈肌，属于大肠。

> **支从缺盆直上颈，斜贯颊^①前下齿当，**
> **环出人中交左右，上夹鼻孔注迎香。**

①颊：指面颊部。

支脉从缺盆直向上经过颈部，斜行经过面颊部进入下牙齿中，回还出来左右两脉交会于人中，再向上夹于鼻孔，止于两旁的迎香穴。

> **此经气盛血亦盛，是动颊肿并齿痛。**

本经多气多血，经气发生异常变动就会出现面颊部肿胀和牙痛。

所生病者为鼽衄^①，目黄口干喉痹^②生，

大指次指难为用，肩前臑外痛相仍。

气有余兮脉热肿，虚则寒栗^③病偏增。

①鼽（qiú）衄（nù）：鼽，为鼻流清涕；衄，指鼻出血。

②喉痹：指咽喉肿痛，壅闭不通。

③寒栗：指发冷颤抖。

本经腧穴主治鼻流清涕或出血、眼睛昏黄、口干、咽喉肿痛、食指疼痛而活动不利，以及肩前部、上臂外侧疼痛；还可治疗经脉所过部位肿胀发热之实证，以及发冷、战栗之虚证。

附：《灵枢·经脉》之经脉原文

大肠手阳明之脉，起于大指次指之端，循指上廉，出合谷两骨之间，上入两筋之中，循臂上廉，入肘外廉，上臑外前廉，上肩，出髃骨之前廉，上出于柱骨之会上，下入缺盆，络肺，下膈，属大肠。

其支者，从缺盆上颈，贯颊，入下齿中；还出夹口，交人中，左之右，右之左，上夹鼻孔。

《灵枢·经脉》之经脉病候原文

是动则病，齿痛，颈肿。

是主筋所生病者，目黄，口干，鼽衄，喉痹，肩前臑痛，大指次指痛不用。

气有余，则当脉所过者热肿；虚，则寒栗不复。

（三）足阳明胃经歌

【歌赋】

胃足阳明交鼻起，下循鼻外下入齿，

还出夹口绕承浆，颐后大迎颊车里，

耳前发际至额颅。支下人迎缺盆底，

下膈入胃络脾宫。直者缺盆下乳内，

一支幽门循腹中，下行直合气冲逢。

遂有髀关抵膝膑，胻跗中趾内间同。

一支下膝注三里，前出中趾外间通。

一支别走足跗趾，大趾之端经尽已。

此经多气复多血，是动欠伸面颜黑，

凄凄恶寒畏见人，忽闻木音心惊惕，

登高而歌弃衣走，甚则腹胀乃贲响，
凡此诸疾皆骭厥。所生病者为狂疟，
温淫汗出鼻流血，口㖞唇裂又喉痹，
膝膑疼痛腹胀结，气膺伏兔胻外廉，
足跗中趾俱痛彻，有余消谷溺色黄，
不足身前寒振栗，胃房胀满食不消，
气盛身前皆有热。

【注解】

胃足阳明交鼻起，下循鼻外下入齿，
还出夹口绕承浆①，颐②后大迎颊车里，
耳前发际至额颅③。

①承浆：此指任脉的承浆穴，为任、督及手足阳明经交会穴。

②颐（yí）：口角后，下颌部。

③额颅：即前额骨部，在发下眉上处。

足阳明胃经起于鼻旁的迎香穴，上行到鼻根处，与鼻旁足太阳经交会，向下沿着鼻的外侧面进入上牙齿，回出环绕口唇，向下交会于颏唇沟承浆穴，再向后沿着下颌部之大迎、颊车穴，向上经过耳前发际至前额部的头维穴。

支下人迎①缺盆底，下膈入胃络脾宫。
直者缺盆下乳内，一支幽门②循腹中，
下行直合气冲逢。

①人迎：指人迎穴，在喉结两旁，颈动脉搏动处。

②一支幽门：幽门，指幽门部，胃的下口处。一支幽门，即行于腹内的一个分支。

一个分支从人迎循颈部下入缺盆，进入体腔，经过膈肌，属于胃，络于脾，经胃的下口向下循腹内至气冲穴。在缺盆还有一条直行分支，经过乳房向下夹脐至气冲穴与内行支合为一支。

遂有髀关①抵膝膑②，胻③跗④中趾内间⑤同。

①髀关：指髀关穴。

②膑：指髌骨。

③胻（héng）：指胫骨。

④跗：指足背。

⑤中趾内间：指足第2、第3趾之间。

合并的经脉直行于大腿前面过髀关，过膝关节髌骨外缘，沿着胫骨外侧，下经足背处，进入足次趾外侧端。

> **一支下膝注三里，前出中趾外间通。**
> **一支别走足跗趾，大趾之端经尽已。**

胫部支脉，从膝下足三里处分出，进入足中趾外侧端。足跗部支脉，从足跗上分出，进入足大趾内侧端，与足太阴脾经相接。

> **此经多气复多血，是动欠伸面颜黑，**
> **凄凄恶寒畏见人，忽闻木音心惊惕，**
> **登高而歌弃衣走，甚则腹胀乃贲响①，**
> **凡此诸疾皆骭厥②。**

①贲响：当胸膈肠胃部作响，肠鸣之症均属此。

②骭（gàn）厥：指足胫部气血阻逆。

本经是多气多血之经，经气有了异常变化会出现面色黑、呵欠伸腰、恶寒发抖、厌恶见人，听到门窗之响声就心悸害怕，或见发狂，登高而歌，弃衣而走，胸膈肠胃部作响，腹部胀满，这就是足胫部气血阻逆所导致的骭厥病。

> **所生病者为狂疟，温淫汗出鼻流血，**
> **口㖞唇裂又喉痹，膝膑疼痛腹胀结，**
> **气膺①伏兔胻外廉，足跗中趾俱痛彻，**
> **有余消谷溺色黄，不足身前寒振栗，**
> **胃房胀满食不消，气盛身前皆有热。**

①膺（yīng）：胸乳以上部位。

本经腧穴能主治躁狂、疟疾、温热病、自汗出、鼻出血、口眼㖞斜、口唇生疮、咽喉肿痛，以及膝关节肿痛，腹部胀满，大便秘结，胸前、乳房部、大腿前部、小腿外侧、足背上均痛，足中趾疼痛；邪气盛所致的消谷善饥、小便发黄、身体前面发热等症；气虚不足所致的身体前面发冷、寒战、消化不良等症。

附：《灵枢·经脉》之经脉原文

胃足阳明之脉，起于鼻，交頞中，旁约太阳之脉，下循鼻外，入上齿中，还出夹口，环唇，下交承浆，却循颐后下廉，出大迎，循颊车，上耳前，过客主人，循发际，至额颅。

其支者，从大迎前，下人迎，循喉咙，入缺盆，下膈，属胃，络脾。

其直者，从缺盆下乳内廉，下夹脐，入气街中。

其支者，起于胃下口，循腹里，下至气街中而合。以下髀关，抵伏兔，下膝髌中，下循胫外廉，下足跗，入中指内间。

其支者，下膝三寸而别，下入中指外间。

其支者，别跗上，入大指间，出其端。

《灵枢·经脉》之经脉病候原文

是动则病，洒洒振寒，善伸，数欠，颜黑，病至则恶人与火，闻木声则惕然而惊，心欲动，独闭户塞牖而处；甚则欲上高而歌，弃衣而走，贲响腹胀，是为骭厥。

是主血所生病者，狂，疟，温淫，汗出，鼽衄，口喎，唇胗，颈肿，喉痹，大腹水肿，膝髌肿痛，循膺、乳、气街、股、伏兔、骭外廉、足跗上皆痛，中指不用。

气盛，则身以前皆热，其有余于胃，则消谷善饥，溺色黄；气不足，则身以前皆寒栗，胃中寒，则胀满。

（四）足太阴脾经歌

【歌赋】

> 太阴脾起足大趾，上循内侧白肉际，
> 核骨之后内踝前，上腨循胻胫膝里。
> 股内前廉入腹中，属脾络胃与膈通，
> 夹喉连舌散舌下，支络从胃注心宫。
> 此经气盛而血衰，是动其病气所为，
> 食入即吐胃脘痛，更兼身体重难移，
> 腹胀善噫舌本强，得后与气快然衰。
> 所生病者舌亦痛，体重不食亦如之。
> 烦心心下仍急痛，泄水溏瘕寒疟随，
> 不卧强立股膝肿，疸发身黄大指痿。

【注解】

> 太阴脾起足大趾，上循内侧白肉际，
> 核骨[①]之后内踝前，上腨[②]循胻胫膝里。
> 股内前廉入腹中，属脾络胃与膈通，
> 夹喉连舌散舌下，支络从胃注心宫。

①核骨：指第1跖骨的头部突起。

②腨（shuàn）：指小腿肚，即腓肠肌部。

足太阴脾经起于足大趾的隐白穴，沿着大趾内侧赤白肉际，经过大趾的末节后的第1跖趾关节后面，上行至内踝前面，再上小腿，经过胫骨后缘至内侧阴陵泉，再向上沿大腿内侧进入腹中，属于脾，络于胃，再向上经过膈肌，夹着咽喉两旁，连系舌根，分散于舌下。另一分支从胃过膈，注入心中。

此经气盛而血衰，是动其病气所为，
食入即吐胃脘痛，更兼身体重难移，
腹胀善噫舌本强，得后与气^①快然衰^②。

①得后与气：后，指大便；气，指矢气。

②快然衰：感到病情轻松。

本经是多气少血之经，这条经脉发生了异常变化就会出现食入即吐、胃脘部疼痛、腹胀、好嗳气，大便或矢气后会感到轻松，全身感到沉重无力而难以活动。

所生病者舌亦痛，体重不食亦如之。
烦心心下仍急痛，泄水溏瘕^①寒疟随，
不卧强立股膝肿，疸发身黄大指痿。

①溏瘕：溏，指大便溏薄；瘕，指腹部忽聚忽散的痞块。

本经腧穴主治舌痛、身体困重、食少、心胸烦闷、胃脘急痛、大便稀薄、腹部痞块、疟疾、黄疸、睡不好觉，勉强站立则大腿膝关节肿，以及足大趾活动不利等症。

附：《灵枢·经脉》之经脉原文

脾足太阴之脉，起于大指之端，循指内侧白肉际，过核骨后，上内踝前廉，上腨内，循胫骨后，交出厥阴之前，上循膝股内前廉，入腹，属脾，络胃，上膈，夹咽，连舌本，散舌下。

其支者，复从胃，别上膈，注心中。

脾之大络，名曰大包，出渊腋下三寸，布胁肋。

《灵枢·经脉》之经脉病候原文

是动则病，舌本强，食则呕，胃脘痛，腹胀善噫，得后与气，则快然如衰，身体皆重。

是主脾所生病者，舌本痛，体不能动摇，食不下，烦心，心下急痛，溏瘕泄，水闭，黄疸，不能卧，强欠股膝内肿、厥，足大指不用。

脾之大络……实则身尽痛，虚则百节皆纵。

（五）手少阴心经歌

【歌赋】

手少阴脉起心中，下膈直与小肠通，
支者还从心系走，直上喉咙系目瞳。
直者上肺出腋下，臑后肘内少海从，
臂内后廉抵掌中，锐骨之端注少冲。
多气少血属此经，是动心脾痛难任，
渴欲饮水咽干燥。所生胁痛目如金，
臑臂之内后廉痛，掌中有热向经寻。

【注解】

手少阴脉起心中，下膈直与小肠通，
支者还从心系①走，直上喉咙系目瞳。

①心系：指心与各脏腑相连的组织。

手少阴心经起于心中，经过膈肌，向下络于小肠。一条分支从心系中分出，向上循着咽喉连接于目后眼系。

直者上肺出腋下，臑后肘内少海从，
臂内后廉抵掌中，锐骨①之端注少冲。

①锐骨：指豌豆骨。

直行的外行线从心系，经过肺横出腋下，沿着上臂内侧后缘至肘部少海穴，向下经前臂内侧后缘抵于掌中，循小指桡侧至少冲穴。

多气少血属此经，是动心脾痛难任，
渴欲饮水咽干燥。

本经是多气少血之经，经气有异常的变化可出现心痛、咽干、渴而欲饮的病症。

所生胁痛目如金，臑臂之内后廉痛，
掌中有热向经寻。

本经腧穴可治疗心胁痛、眼睛昏黄及经脉经过的上肢内侧后缘部疼痛、掌心发热等症。

附:《灵枢·经脉》之经脉原文

心手少阴之脉,起于心中,出属心系,下膈,络小肠。

其支者,从心系,上夹咽,系目系。

其直者,复从心系,却上肺,下出腋下,下循臑内后廉,行太阴、心主之后,下肘内,循臂内后廉,抵掌后锐骨之端,入掌内后廉,循小指之内,出其端。

《灵枢·经脉》之经脉病候原文

是动则病,嗌干,心痛,渴而欲饮,是为臂厥。

是主心所生病者,目黄,胁痛,臑臂内后廉痛、厥,掌中热痛。

(六)手太阳小肠经歌

【歌赋】

手太阳经小肠脉,小指之端起少泽,
循手外廉出踝中,循臂骨出肘内侧,
上循臑外出后廉,直过肩解绕肩胛,
交肩下入缺盆内,向腋络心循咽嗌,
下膈抵胃属小肠。一支缺盆贯颈颊,
至目锐眦却入耳,一支别颊上至䪼,
抵鼻升至目内眦,斜络于颧别络接。
此经少气还多血,是动则病痛咽嗌,
颔下肿兮不可顾,肩如拔兮臑似折。
所生病主肩臑痛,耳聋目黄肿腮颊,
肘臂之外后廉痛,部分尤当细分别。

【注解】

手太阳经小肠脉,小指之端起少泽,
循手外廉出踝[1]中,循臂骨出肘内侧,
上循臑外出后廉,直过肩解[2]绕肩胛,
交肩下入缺盆内,向腋络心循咽嗌,
下膈抵胃属小肠。

①踝:此处指手腕后方的尺骨小头隆起处。

②肩解:肩关节。

手太阳小肠经起于小指端少泽穴,沿着手掌外侧(即尺侧)出于尺骨小头部，经过肘内侧肱骨内上髁和尺骨鹰嘴之间的小海穴，向上沿着手臂的外侧后缘，绕肩胛部，在肩部与其他经脉交会后，进入缺盆，络于心，沿着食管穿过膈肌，抵达胃部，属于小肠。

一支缺盆贯颈颊，至目锐眦①却入耳，
一支别颊上至䪼②，抵鼻升至目内眦③，
斜络于颧别络接。

①目锐眦：外眼角。
②䪼：眼眶下方颧骨部。
③目内眦：内眼角。

本经一条分支，从缺盆沿颈部上面颊部，至外眼角后，向下进入耳中。从面颊部又分出一支，斜行于颧骨部，至目内眦睛明穴。

此经少气还多血，是动则病痛咽嗌，
颔①下肿兮不可顾，肩如拔兮臑似折。

①颔：下颌骨下、结喉上两侧部。

本经少气多血，这条经气有异常的变化可出现咽喉肿痛、颔下肿胀，颈项不能左右转动，肩部牵拉样疼痛，上臂部剧痛。

所生病主肩臑痛，耳聋目黄肿腮颊，
肘臂之外后廉痛，部分尤当细分别。

本经腧穴主治肩臂部疼痛、耳聋、目黄、腮颊肿，及经脉所过的肘臂外后侧疼痛。

附：《灵枢·经脉》之经脉原文

小肠手太阳之脉，起于小指之端，循手外侧上腕，出踝中，直上循臂骨下廉，出肘内侧两骨之间，上循臑外后廉，出肩解，绕肩胛，交肩上，入缺盆，络心，循咽下膈，抵胃，属小肠。

其支者，从缺盆循颈，上颊，至目锐眦，却入耳中。

其支者，别颊上䪼，抵鼻，至目内眦，斜络于颧。

《灵枢·经脉》之经脉病候原文

是动则病，嗌痛，颔肿，不可以顾，肩似拔，臑似折。

是主液所生病者，耳聋，目黄，颊肿，颈、颔、肩、臑、肘、臂外后廉痛。

（七）足太阳膀胱经歌

【歌赋】

> 足太阳经膀胱脉，目内眦上起额尖，
> 支者颠上至耳角，直者从颠脑后悬。
> 络脑还出别下项，仍循肩膊夹脊边，
> 抵腰脊肾膀胱内，一支下与后阴连。
> 贯臀斜入委中穴，一支膊内左右别，
> 贯胛夹脊过髀枢，髀外后廉腘中合，
> 下贯腨内外踝后，京骨之下趾外侧。
> 此经血多气犹少，是动头痛不可当，
> 项如拔兮腰似折，髀枢痛彻脊中央，
> 腘如结兮腨如裂，是为踝厥筋乃伤。
> 所生疟痔小指废，头囟项痛目色黄，
> 腰尻腘脚疼连背，泪流鼻衄交癫狂。

【注解】

> 足太阳经膀胱脉，目内眦上起额尖，
> 支者颠^①上至耳角^②，直者从颠脑后悬。

①颠：即颠顶，当头顶最高处，约当百会穴处。

②耳角：即耳郭的上部。

足太阳膀胱经，从眼睛内侧角开始，上行到额部，交会于头顶，一条分支到耳郭上部，直行主干向脑后走行。

> 络脑还出别下项，仍循肩膊^①夹脊边，
> 抵腰脊^②肾膀胱内，一支下与后阴连。
> 贯臀斜入委中穴，一支膊内左右别，
> 贯胛^③夹脊过髀枢^④，髀外后廉腘中合，
> 下贯腨内外踝后，京骨^⑤之下趾外侧。

①肩膊：即肩胛部。

②脊（lǔ）：夹脊两旁的肌肉，即竖棘肌。

③胛：相当于竖棘肌外侧，但偏下部。

④髀枢：此处指髋关节。

⑤京骨：即足小趾本节后外侧突出的圆骨，又为穴名，其下为京骨穴。

直行经脉络于脑后，出于项部，分两支下行，一支沿着肩胛骨内侧，夹脊柱旁（脊柱旁开1.5寸）到达腰部，进入脊柱肌肉，联络肾，属于膀胱。从腰部又有分支发出，经脊柱旁下行，经过臀部，进入腘窝中。外侧分支，从脊椎旁开3寸，下行夹脊经过环跳部，从大腿后面、前支外侧进入腘窝，在委中两支会合，从委中经过小腿后部，过外踝之后昆仑穴，循小趾外侧，抵趾甲角旁至阴穴。

<blockquote>

此经血多气犹少，是动头痛不可当，

项如拔兮腰似折，髀枢痛彻脊中央，

腘如结兮腨如裂，是为踝厥[①]筋乃伤。

</blockquote>

①踝厥：指本经经脉循行部位（小腿部）气血厥逆的见症。

本经脉多血少气，经气发生了异常变动就会出现难以忍受的头痛，颈项拘急牵拉，脊背疼痛，腰部好像要折断，髋关节不能屈伸，腘窝部牵掣，小腿部胀痛如裂，这就是小腿部气血逆乱所致的筋伤方面的病。

<blockquote>

所生疟痔小指废，头囟项痛目色黄，

腰尻[①]腘脚疼连背，泪流鼻衄交癫狂。

</blockquote>

①尻（kāo）：指腰骶部。

本经腧穴主治疟疾、痔疮、足小趾活动不利、头囟部疼痛、颈项痛、目黄、鼻流涕、流鼻血以及癫狂等症，还主治经脉所过的腰背、腰骶部、腘窝、小腿、脚部疼痛。

附：《灵枢·经脉》之经脉原文

膀胱足太阳之脉，起于目内眦，上额，交颠。

其支者，从颠至耳上角。

其直者，从颠入络脑，还出别下项，循肩膊内，夹脊抵腰中，入循膂，络肾，属膀胱。

其支者，从腰中，下夹脊，贯臀，入腘中。

其支者，从膊内左右别下贯胛，夹脊内，过髀枢，循髀外后廉下合腘中，以下贯腨内，出外踝之后，循京骨至小指外侧。

《灵枢·经脉》之经脉病候原文

是动则病，冲头痛，目似脱，项如拔，脊痛，腰似折，髀不可以曲，腘如结，腨如裂，是为踝厥。

是主筋所生病者，痔，疟，狂，癫疾，头囟项痛，目黄，泪出，鼽衄，项、背、腰、尻、腘、腨、脚皆痛，小指不用。

（八）足少阴肾经歌

【歌赋】

足经肾脉属少阴，小指斜趋涌泉心，
然谷之下内踝后，别入跟中腨内侵。
出腘内廉上股内，贯脊属肾膀胱临。
直者从肾贯肝膈，入肺循喉舌本寻，
支者从肺络心内，仍至胸中部分深。
此经多气而少血，是动病饥不欲食，
喘嗽唾血喉中鸣，坐而欲起面如漆，
目视䀮䀮气不足，心悬如饥常惕惕。
所生病者为舌干，口热咽痛气贲逼，
股内后廉并脊痛，烦心心痛疸而澼。
痿厥嗜卧体怠惰，足下热痛皆肾厥。

【注解】

足经肾脉属少阴，小指斜趋涌泉心，
然谷之下内踝后，别入跟中①腨内侵。
出腘内廉上股内，贯脊②属肾膀胱临。

①别入跟中：此处是指分支联系足跟部。

②贯脊：贯穿、通过脊柱。

足少阴肾经起于足小趾下，斜行至足心涌泉穴，经过然谷穴和内踝后太溪穴，进入足跟部，并向上循胫部内侧后缘至腘窝部阴谷穴，然后沿着大腿内侧后缘向上，进入脊柱，属肾，络于膀胱。

直者从肾贯肝膈，入肺循喉舌本寻，
支者从肺络心内，仍至胸中部分深。

其主干从肾向上，经过肝和膈肌，进入肺后循气管、咽喉到舌根处。一条分支从肺出连络心内，出来在胸腔心包将脉气接于手厥阴心包经。

此经多气而少血，是动病饥不欲食①，
喘嗽唾血喉中鸣，坐而欲起面如漆②，
目视䀮䀮③气不足，心悬如饥常惕惕。

①饥不欲食：这是古代对于症状的一种认识方法。

②如漆：形容面色发暗、发灰。

③肮肮：眼花，看不清。

本经是多气少血之经，经气发生了异常变动就会出现虽然饥饿但不想吃饭，气喘，咳嗽，喉中痰鸣，痰中带血，面色如黑漆，坐而欲起，但两眼昏花，视物模糊不清，气虚，心似悬空而不安如饥饿一样的感觉，常出现心中惊恐不安等症状。

所生病者为舌干，口热咽痛气贲逼，

股内后廉并脊痛，烦心心痛疸①而澼②。

痿厥嗜卧体怠惰，足下热痛皆肾厥。

①疸：指黄疸类的疾病。

②澼：即肠澼，指腹泻类疾病。

本经腧穴主治口热、舌干、咽痛、气机上逆之喘咳、大腿内侧后缘和脊柱疼痛、心中烦闷、心痛、黄疸、腹泻，以及下肢痿软嗜卧、身体倦怠无力、足心热及疼痛等症，以上症状都是肾经经气厥逆所致。

附：《灵枢·经脉》之经脉原文

肾足少阴之脉，起于小指之下，邪走足心，出于然骨之下，循内踝之后，别入跟中，以上腨内，出腘内廉，上股内后廉，贯脊属肾，络膀胱。

其直者，从肾上贯肝膈，入肺中，循喉咙，夹舌本。

其支者，从肺出，络心，注胸中。

《灵枢·经脉》之经脉病候原文

是动则病，饥不欲食，面如漆柴，咳唾则有血，喝喝而喘，坐而欲起，目肮肮如无所见，心如悬若饥状，气不足则善恐，心惕惕如人将捕之，是为骨厥。

是主肾所生病者，口热，舌干，咽肿，上气，嗌干及痛，烦心，心痛，黄疸，肠澼，脊、股内后廉痛，痿、厥、嗜卧，足下热而痛。

（九）手厥阴心包经歌

【歌赋】

手厥阴心主起胸，属包下膈三焦宫，

支者循胸出胁下，胁下连腋三寸同。

仍上抵腋循臑内，太阴少阴两经中，

指透中冲支者别，小指次指络相通。

此经少气原多血，是动则病手心热，
肘臂挛急腋下肿，甚则胸胁支满结。
心中澹澹或大动，喜笑目黄面赤色。
所生病者为烦心，心痛掌热病之则。

【注解】

手厥阴心主起胸，属包下膈三焦宫，
支者循胸出胁①下，胁下连腋三寸②同。
仍上抵腋循臑内，太阴少阴两经中，
指透中冲支者别，小指次指③络相通。

①胁：乳下旁肋部。

②连腋三寸：指腋下3寸，与乳头相平处，为天池穴。

③小指次指：即无名指。

手厥阴心包经起于胸中，属心包，向下过膈，分别与上、中、下三焦相络。其支脉沿着胸中，出于胁部，至腋下3寸处，上行抵达腋窝中，沿上臂内侧，行于手太阴经和手少阴心经之间，进入手掌中劳宫穴，沿着中指到达指端中冲穴。在劳宫处有一分支到无名指指端交于手少阳三焦经。

此经少气原多血，是动则病手心热，
肘臂挛急腋下肿，甚则胸胁支满①结。
心中澹澹②或大动，喜笑目黄面赤色。

①支满：支撑胀满的感觉。

②澹（dàn）澹（dàn）：形容心悸症状。

本经是少气多血之经，这条经气发生了异常变动可出现手心发热、肘臂挛急、腋下肿胀，甚至胸部满闷、心悸、喜笑不休、眼睛昏黄、面赤等症状。

所生病者为烦心，心痛掌热病之则。

本经腧穴可治疗心胸烦闷、心痛、手掌心发热之症状。

附：《灵枢·经脉》之经脉原文

心主手厥阴心包络之脉，起于胸中，出属心包，下膈，历络三焦。

其支者，循胸出胁，下腋三寸，上抵腋下，循臑内，行太阴、少阴之间，入肘中，下臂，行两筋之间，入掌中，循中指，出其端。

其支者，别掌中，循小指次指出其端。

是动则病，手心热，臂、肘挛急，腋肿；甚则胸胁支满，心中澹澹大动，面赤，目黄，喜笑不休。

是主脉所生病者，烦心，心痛，掌中热。

（十）手少阳三焦经歌

【歌赋】

> 手经少阳三焦脉，起自小指次指端，
> 两指歧骨手腕表，上出臂外两骨间，
> 肘后臑外循肩上，少阳之后交别传，
> 下入缺盆膻中布，散络心包膈里穿。
> 支者膻中缺盆上，上项耳后耳角旋，
> 屈下至颊仍注颐，一支出耳入耳前，
> 却从上关交曲颊，至目锐眦乃尽焉。
> 此经少血还多气，是动耳鸣喉肿痹。
> 所生病者汗自出，耳后痛兼目锐眦，
> 肩臑肘臂外皆疼，小指次指亦如废。

【注解】

> 手经少阳三焦脉，起自小指次指端，
> 两指歧骨手腕表①，上出臂外两骨间②，
> 肘后臑外③循肩上，少阳之后交别传，
> 下入缺盆膻中④布，散络心包膈里穿。

①手腕表：手背腕关节部。

②两骨间：指的是尺骨与桡骨间。

③臑外：指上臂的伸侧。

④膻中：此指胸中两肺间的部位。

手少阳三焦经起于无名指末端指尖的关冲穴，循第4、第5掌骨间至手腕背部，向上行于手臂外侧尺骨与桡骨之间，向上通过肘尖，沿着上臂外侧，上达肩部，交出足少阳胆经的后面，进入缺盆，布散于胸中，散络心包，穿过膈肌，属于上、中、下三焦。

> 支者膻中缺盆上，上项耳后耳角旋，

屈下至颊仍注颇^①，一支出耳入耳前，
却从上关交曲颊，至目锐眦^②乃尽焉。

①颇：指目下的颧骨部。

②目锐眦：外眼角部。

一个分支从胸中向上经缺盆、项部到耳后翳风穴，然后上耳上角颔厌部，再弯曲下行至面颊，到达眼眶的下部。另一分支从耳后进入耳中，出走耳前，经过上关穴，与前脉交叉于面颊部，到达外眼角。

此经少血还多气，是动耳鸣喉肿痹。

本经是少血多气之经，这条经气发生了异常变动可出现耳鸣、耳聋、咽喉肿痛。

所生病者汗自出，耳后痛兼目锐眦，
肩臑肘臂外皆疼，小指次指亦如废。

本经的腧穴可治疗自汗、耳后痛兼眼外角痛，以及本条经脉循行经过的肩、臂、肘外侧疼痛，无名指疼痛及功能受限。

附：《灵枢·经脉》之经脉原文

三焦手少阳之脉，起于小指次指之端，上出两指之间，循手表腕，出臂外两骨之间，上贯肘，循臑外上肩，而交出足少阳胆经之后，入缺盆，布膻中，散络心包，下膈，遍属三焦。

其支者，从膻中，上出缺盆，上项，系耳后，直上出耳上角，以屈下颊至颇。

其支者，从耳后入耳中，出走耳前，过客主人，前交颊，至目锐眦。

《灵枢·经脉》之经脉病候原文

是动则病，耳聋，浑浑焞焞，嗌肿，喉痹。

是主气所生病者，汗出，目锐眦痛，颊肿，耳后、肩、臑、肘、臂外皆痛，小指次指不用。

（十一）足少阳胆经歌

【歌赋】

足脉少阳胆之经，始从两目锐眦生，
抵头循角下耳后，脑空风池次第行。
手少阳前至肩上，又交少阳入缺盆。

支者耳后贯耳内，出走耳前锐眦循。
一支锐眦大迎下，合手少阳抵颃根，
下加颊车缺盆合，入胸贯膈络肝经。
属胆仍从胁里过，下入气冲毛际萦，
横入髀厌环跳内。直者缺盆下腋膺，
过季胁下髀厌内，出膝外廉是阳陵，
外辅绝骨踝前过，足跗小趾次趾分。
一支别从大趾去，三毛之际接肝经。
此经多气而少血，是动口苦善太息，
心胁疼痛难转移，面尘足热体无泽。
所生头痛连锐眦，缺盆肿痛并两腋，
马刀侠瘿生两旁，汗出振寒痎疟疾，
胸胁髀膝至胫骨，绝骨踝痛及诸节。

【注解】

足脉少阳胆之经，始从两目锐眦生，
抵头循角下耳后，脑空风池次第行。
手少阳前至肩上，又交少阳入缺盆。

足少阳胆经起于目外眦瞳子髎，向上行至头角部颔厌穴，向下行于耳后至完骨，反折至目上阳白，复向上行脑后，经脑空和风池，与手少阳经相交后在肩部进入缺盆。

支者耳后贯耳内，出走耳前锐眦循。

一条分支从耳后分出，进入耳内，出于耳前，至外眼角的后方。

一支锐眦大迎下，合手少阳抵颃根，
下加颊车①缺盆合，入胸贯膈络肝经。

①下加颊车：指经脉向下经过颊车部位。

另一条头部分支从目外眦下大迎之前与手少阳经相交会至鼻旁，又经过颊车向下至缺盆，与前支在此相交会，进入胸腔，经过膈肌，络于肝。

属胆仍从胁里过，下入气冲毛际①萦，
横入髀厌环跳内。

①毛际：指耻骨阴毛部。

体内的经脉到达胆腑之后，从胸胁里下出气冲部，环绕阴毛部，横行向臀后进入环跳。

> 直者缺盆下腋膺，过季胁下髀厌^①内，
> 出膝外廉是阳陵，外辅绝骨^②踝前过，
> 足跗小趾次趾分。一支别从大趾去，
> 三毛^③之际接肝经。

①髀厌：即髀枢，指股骨大转子部，环跳穴在其旁。

②外辅绝骨：指腓骨下段低凹处。

③三毛：指足大趾背部短毛。

本经直行的部分，从缺盆下行至腋下渊腋等穴，沿胸侧过胁肋下部，向后与前支在环跳会合，会合后沿大腿和膝关节外侧到阳陵泉，再向下循腓骨前缘至绝骨穴，经外踝前丘墟穴上足背，直出第4趾甲外侧角窍阴穴。在足背当足临泣处，一条分支走向足大趾，在足大趾毫毛部与肝经相交接。

> 此经多气而少血，是动口苦善太息，
> 心胁疼痛难转移，面尘足热体无泽。

本条经脉是多气少血之经，经气发生了异常变动可出现口苦、善叹气、胸胁痛不能转侧、面部如蒙有微薄的灰尘、身体没有光泽、小腿外侧发热。

> 所生头痛连锐眦，缺盆肿痛并两腋，
> 马刀侠瘿^①生两旁，汗出振寒痎疟疾，
> 胸胁髀膝至胫骨，绝骨踝痛及诸节。

①马刀侠瘿：此指瘰疬生在颈项或腋下等部位。

本经腧穴主治偏头痛牵及目外眦痛，缺盆部肿痛牵及两腋下，颈旁及腋下生瘰疬，发热汗出，振寒战栗，疟疾；本经脉所过的胸胁部、大腿外侧以至小腿腓骨下段、外踝前以及骨节酸痛，足无名趾疼痛不灵活。

附：《灵枢·经脉》之经脉原文

胆足少阳之脉，起于目锐眦，上抵头角，下耳后，循颈，行手少阳之前，至肩上，却交出手少阳之后，入缺盆。

其支者，从耳后入耳中，出走耳前，至目锐眦后。

其支者，别锐眦，下大迎，合于手少阳，抵于䪼，下加颊车，下颈，合缺盆，以下胸中，贯膈，络肝，属胆，循胁里，出气街，绕毛际，横入髀厌中。

其直者，从缺盆下腋，循胸，过季胁，下合髀厌中。以下循髀阳，出膝外廉，下外辅骨之前，直下抵绝骨之端，下出外踝之前，循足跗上，入小指次指之间。

其支者，别附上，入大指之间，循大指歧骨内，出其端，还贯爪甲，出三毛。

《灵枢·经脉》之经脉病候原文

是动则病，口苦，善太息，心胁痛，不能转侧，甚则面微有尘，体无膏泽，足外反热，是为阳厥。

是主筋所生者，头痛，颔痛，目锐眦痛，缺盆中肿痛，腋下肿，马刀侠瘿，汗出振寒，疟疾，胸、髀、膝外至胫、绝骨、外踝前及诸节皆痛，小指次指不用。

（十二）足厥阴肝经歌

【歌赋】

> 厥阴足脉肝所终，大趾之端毛际丛，
> 足跗上廉太冲分，踝前一寸入中封。
> 上踝交出太阴后，循腘内廉阴股冲，
> 环绕阴器抵小腹，夹胃属肝络胆逢。
> 上贯膈里布胁肋，夹喉颃颡目系同，
> 脉上颠会督脉出，支者还生目系中，
> 下络颊里环唇内，支者便从膈肺通。
> 此经血多气少焉，是动腰痛俯仰难，
> 男疝女人小腹肿，面尘脱色及咽干。
> 所生病者为胸满，呕吐洞泄小便难，
> 或时遗溺并狐疝，临证还须仔细看。

【注解】

> **厥阴足脉肝所终，大趾之端毛际丛，**
> **足跗上廉太冲分，踝前一寸入中封。**

足厥阴肝经起于足大趾末端大敦穴，向足背上行经过太冲，经过内踝前1寸的中封穴。

> **上踝交出太阴后，循腘内廉阴股冲，**
> **环绕阴器抵小腹，夹胃属肝络胆逢。**

至内踝上8寸处交出足太阴脾经的后面，沿着腘窝内侧边缘上行至大腿内侧中间，环绕阴部，上达小腹，夹胃旁，属于肝，络胆。

上贯膈里布胁肋，夹喉颃颡^①目系同，

脉上颠会督脉出，支者还生目系中，

下络颊里环唇内，支者便从膈肺通。

①颃（háng）颡（sǎng）：指喉头和鼻咽部。

向上通过横膈，分布于胁肋，沿着喉咙的后面，向上进入鼻咽部，连接眼后内连于脑的组织，向上出于前额，与督脉会合于颠顶。目系支脉，从目系下行颊里，环绕唇内。另一支，从肝分出，通过横膈，向上流注于肺，与手太阴肺经相接。

此经血多气少焉，是动腰痛俯仰难，

男疝女人小腹肿，面尘脱色^①及咽干。

①面尘脱色：面垢如尘，神色晦暗。

这条经脉是多血少气之经，经气发生了异常变动就可出现腰痛不能前俯后仰，男人可出现小肠疝气，女人可出现小腹部肿胀，还可出现咽喉干燥及面部像蒙有一层尘土，脱了血色的表现。

所生病者为胸满，呕吐洞泄小便难，

或时遗溺并狐疝^①，临证还须仔细看。

①狐疝：为七疝之一，其症为阴囊疝气时上时下，像狐之出入无常。

本经腧穴可治疗胸满、呕吐、泄泻、小便不利或遗尿、小肠疝气等症，临床时还需要仔细分析。

附：《灵枢·经脉》之经脉原文

肝足厥阴之脉，起于大指丛毛之际，上循足跗上廉，去内踝一寸，上踝八寸，交出太阴之后，上腘内廉，循股阴，入毛中，环阴器，抵小腹，夹胃，属肝，络胆，上贯膈，布胁肋，循喉咙之后，上入颃颡，连目系，上出额，与督脉交会颠。

其支者，从目系下颊里，环唇内。

其支者，复从肝别贯膈，上注肺。

《灵枢·经脉》之经脉病候原文

是动则病，腰痛不可以俯仰，丈夫癀疝，妇人少腹肿，甚则嗌干，面尘脱色。

是主肝所生病者，胸满，呕逆，飧泄，狐疝，遗尿，闭癃。

二、临床意义

本篇歌赋包括了《十四经步穴歌》与《经脉主治歌》两部分，全面概括了十二经脉的具体循行及十二经脉病候，且论及了各经气血之多少，概括极为精炼，内容较为全面，将古奥难懂的文字改写成浅显易懂的文字，非常绕口的语句总结为朗朗上口的歌诀，利于学习和记诵。

论述十二经循行时，结合一些重点腧穴，点线相合，更为形象直观；论述十二经主病时，将是动病和所生病分开论述，条理清晰，符合《内经》原旨。本歌赋对经络循行的研究及经脉病候的运用有重要的参考价值，因其语言文字凝练，内容全面，值得临床重视。

第八节　十四经穴歌

十四经穴歌选自明代医家李梴所著的《医学入门》。《医学入门》是一部综合性医书，该书是将多部前人著作重新合并分类，撷取其精华而成，以《医经小学》为主要蓝本，共九卷，刊行于万历三年（1575年）。其内容包括医学略论、医家传略、经穴图说、经络、脏腑、诊法、针灸等，正文为歌赋，加注补充说明，并附己见，是一部较有影响力的医学门径书。本歌赋后在《针灸大成》《针灸聚英》及《医宗金鉴》等著作中均有转载，但在腧穴数目上有些差异，在文字语句、腧穴顺序排列上也有不同之处，其基本内容相同，均是用歌赋形式详细记载了十四经的腧穴。

本歌赋选自《医学入门》，节录于卷一《经络》之"经穴起止"章节中歌诀内容，根据《医宗金鉴》内容和现代经穴数目略加改动，并附有说明。

一、歌赋及解析

（一）手太阴肺经穴歌

【歌赋】

手太阴肺十一穴，中府云门天府诀，
侠白尺泽孔最存，列缺经渠太渊涉，
鱼际少商如韭叶。

【注解及临床应用】

手太阴肺十一穴，中府云门天府诀[①]。

①诀：在此有诀窍之意。"诀"和以下的"涉""叶"也是为互相谐韵而设。

手太阴肺经左右各有经穴11个。中府为手太阴肺经第1穴，肺之募穴，是肺经经气汇聚之处，又是手足太阴经之交会穴，功善调理肺气，补之则能补益肺气，泻之则能宣肺降逆，为治疗肺脏疾患之常用穴，尤长于治疗肺气为病者。该穴横平第1肋间隙，在锁骨下窝外侧，即云门穴下1寸的位置。向外斜刺或平刺0.5～0.8寸，可灸。云门是肺经第2个穴位，在锁骨下窝凹陷中，即前正中线旁开6寸的位置。该穴善调理肺气，通经行气，可用于肺失宣降之咳嗽气喘，尤善开胸顺气，治疗一切因气郁所致之病症。向外斜刺0.5～0.8寸，可灸。天府为手太阴肺经第3穴，在腋前纹头下3寸，肱二头肌桡侧缘处。该穴在临床用之较少，具有宣降肺气的作用，主要用于咳喘的治疗，治喘长于治咳。直刺0.3～0.5寸，可灸。

侠白尺泽孔最存[①]，列缺经渠太渊涉。

①存：存在的意思。

侠白为肺经第4穴，在腋前纹头下4寸，肱二头肌桡侧缘处，临床主要用于上肢内侧疼痛，较少用于咳嗽气喘之病，对赤白汗斑极效。直刺0.5～1寸，可灸。尺泽为肺经第5穴，在肘横纹中，肱二头肌肌腱桡侧凹陷处。尺泽为肺经之合穴，又为本经之子穴，是临床常用重要穴位之一，具有清泻肺热、宣降肺气、凉血解毒的作用，为治疗肺经实热证之要穴，有清肺泻毒之功，临床也常用于肘膝肩臂疼痛与急性呕吐的治疗。直刺0.5～0.8寸，可灸。孔最为本经第6穴，在尺泽与太渊连线上，腕掌侧远端横纹上7寸。该穴为手太阴肺经之郄穴，善治急证、血证，故有宣通肺气、开泄腠理、理气止血之功，常用于咳血、鼻出血、大便出血及咳喘。直刺0.5～0.8寸，可灸。列缺为本经第7穴，在腕掌侧远端横纹上1.5寸。列缺为本经之络穴，还是八脉交会穴之一，通于任脉，列为四总穴之一，主治范围颇为广泛，是治疗肺卫受感，宣降失常所致诸疾之常用穴。向肘部斜刺0.2～0.3寸，一般不主张艾灸，更不宜直接灸、化脓灸。经渠为手太阴肺经第8穴，在腕掌侧远端横纹上1寸，桡骨茎突与桡动脉之间。该穴为手太阴肺经之经穴，在五行为金，功善宣降肺气而治气逆于上之咳喘，开郁通经而治疗经气郁滞之痹证。避开桡动脉，直刺0.3～0.5寸，可灸。太渊为手太阴肺经第9穴，在腕掌侧远端横纹桡侧，桡动脉搏动处。该穴为手太阴肺经之原穴，又为五输穴之输穴，在五行中属土，为肺金之母，故善治肺气虚诸虚证。该穴又为脉之会穴，故可治疗血脉闭阻之无脉症。直刺0.2~0.3寸，避开桡动脉，可灸，但不宜瘢痕灸。

鱼际少商如韭叶[1]。

①韭叶：其叶细长，比喻少商穴离拇指甲角的距离。

鱼际为手太阴肺经第10穴，在第1掌骨桡侧中点赤白肉际处。该穴为手太阴肺经之荥穴，"荥主身热"，所以具有清肺热的作用。凡外感风热、燥热伤肺，或阴虚内热、热伤肺络等所导致的病证，均可取用该穴。直刺0.5~0.8寸，可灸，但不宜瘢痕灸。少商为本经第11穴，即本经之末穴，在拇指末节桡侧，指甲根角侧外上方0.1寸。该穴为井穴，因此可用于外感风热所引起的咳嗽、咽喉肿痛、失音、鼻衄、热病等。井穴善于急救，因此可用于昏迷、癫狂等。向腕部平刺0.2~0.3寸，或三棱针点刺出血，可灸，但不宜瘢痕灸。

（二）手阳明大肠经穴歌

【歌赋】

> 手阳明穴起商阳，二间三间合谷藏，
> 阳溪偏历温溜长，下廉上廉手三里，
> 曲池肘髎五里近，臂臑肩髃巨骨当，
> 天鼎扶突禾髎接，鼻旁五分号迎香。

【注解及临床应用】

手阳明穴起商阳，二间三间合谷藏[1]。

①藏（cáng）：隐藏。"藏"和以下的"长""当"，也是为了谐韵而设。

手阳明大肠经左右各有经穴20个。手阳明大肠经起于商阳穴，商阳为本经第1穴，在食指末节桡侧，指甲根角侧上方0.1寸。该穴为井金穴，功善疏泄阳明热邪，能利咽消肿、开窍醒神，治疗中风、中暑、热病、昏迷等病证。浅刺0.1~0.2寸，或点刺出血，可灸。二间是本经第2穴，在第2掌指关节桡侧远端赤白肉际处。该穴为荥水穴，故为本经之子穴，针刺之可泻本经之实热，功善清热消肿，善于治疗风热或肺肠积热所致的五官诸窍病证，尤长于治疗阳明燥热所引起的鼻出血。直刺0.3~0.5寸，多施以泻法，可灸。三间为本经第3穴，在第2掌指关节桡侧近端凹陷中。三间为手阳明大肠经经气所注之输土穴，功善清阳明邪热，通大肠腑气，舒筋利节，治疗手阳明经脉循行部位之痛证。直刺0.3~0.5寸，多施以泻法，可灸。合谷为本经第4穴，在第2掌骨桡侧的中点。该穴为原气所过和留止大肠经之原穴，是治疗上焦和气分病之要穴，善于治疗急性热病、外感表证和神志病，以及头面诸窍之疾，为四总穴之一，"面口合谷收"。直刺0.5~1寸，以泻法或平补平泻法为常用，可灸。

阳溪偏历温溜长，下廉上廉手三里。

阳溪为本经第5穴，在腕背横纹桡侧端，当手拇指上翘时，在拇长、短伸肌之间凹陷处。该穴为手阳明大肠经之经火穴，针刺之可清泄阳明热邪，又可通经活络，常用于腕臂疼痛之症，也是治疗牙痛之效验穴。直刺0.3~0.5寸，以泻法或平补平泻法为常用，可灸，但不宜瘢痕灸。偏历为本经第6穴，在腕背侧远端横纹上3寸，阳溪与曲池连线上。该穴为本经之络穴，别走手太阴肺经，功善疏调二经之经气，是治疗肺肠同病之常用穴，常用于大肠热盛，肺气失降之咳喘咽痛、耳鸣鼻衄等，也常用于手臂酸痛、麻木不仁。临床多施以平补平泻法，直刺或斜刺0.5~0.8寸，可灸。温溜为本经第7穴，在腕背侧远端横纹上5寸，阳溪与曲池连线上。温溜为手阳明大肠经气血深聚之郄穴，功善清热解毒、调理肠胃，为治疗大肠急性病证之首选穴。临床多施以泻法，宜灸，可直刺或斜刺0.5~0.8寸。下廉穴为本经第8穴，在肘横纹下4寸，阳溪与曲池连线上。该穴功善清泻大肠湿热，又通经活络，常用于肘臂疼痛、上肢瘫痪等经脉循行之病症。直刺0.5~1寸，以平补平泻法为常用，可灸。上廉为本经第9穴，在肘横纹下3寸，阳溪与曲池连线上。临床常用于肩臂酸痛、手足不仁、上肢瘫痪等经气闭阻，气血运行不畅之证。直刺0.5~1寸，以平补平泻法为常用，可灸。手三里为本经第10穴，具有疏经通络、和胃利肠的作用，可用于大肠腑病和经脉病的治疗，该穴长于疏经通络，治疗经络病，如肩背痛、上肢麻木不仁、偏瘫及腰扭伤等。临床多施以平补平泻法，直刺0.5~1寸，宜灸。

曲池肘髎五里近，臂臑肩髃巨骨当。

曲池为本经第11穴，当屈肘90°时，肘横纹桡侧端外凹陷中，或极度屈肘时，肘横纹桡侧端凹陷中。曲池是临床常用的重要穴位，用途极广。该穴为手阳明大肠经之合穴，行气活血、通调经络的作用较强，其五行属土，土乃火之子，泻之具有清热的作用，所以用之既可以清本经之热，治疗头面五官疾患，又可清大肠腑热，治泄泻、痢疾、肠痈等，还可清全身之热而用于热病。阳明经多气多血，又与手太阴肺经相表里，故可调和气血、疏风解表，治疗风邪蕴于肌肤所引起的瘾疹等皮肤病。该穴还有很强的疏通经络、调和气血的作用，因此治疗肘臂肿痛、半身不遂等甚效。临床多施以泻法或平补平泻法，一般不用补法，直刺 1～1.5 寸。肘髎是本经第 12 穴，在肱骨外上髁上缘，髁上嵴的前缘。该穴在临床使用较少，其主要作用是舒筋利节，多用于上肢痿痹证的治疗。直刺 0.5～1 寸，多施以平补平泻法。手五里为本经第 13 穴，在肘横纹上 3 寸，曲池与肩髃连线上。临床上也较少应用该穴，主要取其舒筋止痛、行气散瘀之效，常用于上臂挛痛不举及瘰疬等气血瘀滞，经脉痹阻之证。直刺 0.5～1 寸，多施以平补平泻法。臂臑是本经第 14 穴，在曲池上 7 寸，三角肌前缘处。该穴为手太阳小肠经、足太阳膀胱经、阳维脉与手阳明大肠经之会穴，功善疏风通络、清热明目，用于治疗经脉痹阻之颈、肩、臂疾患，尤适宜于肩臂疼痛不举及痿废不用，并且还可治疗瘰疬及眼疾。直刺 1～1.5 寸，或向上刺入三角肌深 1～2 寸，多施以平补平泻法。肩髃是第 15 穴，当屈臂外展，肩峰外侧缘前后端呈现两个凹陷，前一较深凹陷即为该穴。该穴是手阳明与阳跷脉之会，阳跷脉主司运动，阳明经筋结于肩部，该穴又位于肩部，故是治疗肩臂疼痛、手臂挛急不举、半身不遂的主穴。直刺或向下斜刺 0.8～1.5 寸；肩周炎宜向肩关节直刺，多施以平补平泻法。巨骨是第 16 穴，在锁骨肩峰端与肩胛冈之间的凹陷中。该穴是手阳明与阳跷脉之所会，功善舒筋活络、通利关节，是治疗肩臂疼痛、瘫痪和本经病证之常用穴。直刺，微斜向外下方，进针 0.5～1 寸；直刺不可过深，以免刺入胸腔造成气胸。多施以平补平泻法。

天鼎扶突禾髎接，鼻旁五分号迎香。

天鼎是第 17 穴，横平环状软骨，在胸锁乳突肌后缘。该穴忭善调和，具通畅之功，善于清热泻火、利咽通膈，主治阳明火热上炎所致的咽喉诸疾。直刺 0.5～1 寸，避开颈动脉，多施以泻法。扶突是第 18 穴，横平喉结，在胸锁乳突肌前、后缘中间。该穴具有宣肺化痰、清利咽膈的作用，用于治疗咳唾喘急、咽喉肿痛、瘿气瘰疬等。直刺 0.5～1 寸，多施以平补平泻法或泻法。口禾髎是第 19 穴，横平人中沟上 1/3 与下 2/3 交点，鼻孔外缘直下。该穴功善清热散风，长于治疗鼻部诸疾，为治疗口鼻诸疾的常用穴。直刺或斜刺 0.3～0.5 寸，多施以平补平泻法。迎香是本经第 20 穴，也是本经之末穴，在鼻翼外缘中点旁，鼻唇沟中。该穴功善散面部风邪，清阳明热，又宣通鼻窍，为治疗鼻病之常用穴。迎香穴尚能通调手足阳明经气血，对于面痒和身痒之症亦有较好的疗效，还是胆道蛔虫症的经验效穴。直刺 0.1～0.2 寸，或向鼻翼方向斜刺 0.3～0.5 寸，多施以泻法，不宜灸。

（三）足阳明胃经穴歌

【歌赋】

四十五穴足阳明，承泣四白巨髎经，
地仓大迎颊车对，下关头维和人迎。
水突气舍连缺盆，气户库房屋翳屯，
膺窗乳中延乳根，不容承满梁门起，
关门太乙滑肉门。天枢外陵大巨存，
水道归来气冲穴，髀关伏兔走阴市，
梁丘犊鼻足三里。上巨虚连条口位，
下巨虚跳上丰隆，解溪冲阳陷谷中，
内庭厉兑经穴终。

【注解及临床应用】

四十五穴足阳明，承泣四白巨髎经。

足阳明胃经左右各有经穴45个。第1穴是承泣穴，在眼球与眶下缘之间，瞳孔直下。该穴是足阳明胃经、阳跷脉、任脉之会，功善清热疏风通络、明目止泪，为眼病之要穴，尤长于治疗流泪。直刺0.3~0.5寸，不宜大幅度提插、捻转，禁灸。四白为本经第2穴，在眶下孔处。该穴善清热明目、疏风活络，是治疗眼病、面部疾病之常用穴。直刺0.2~0.3寸，或斜向外上方刺，不宜灸。巨髎穴为本经第3穴，横平鼻翼下缘，瞳孔直下。该穴为手足阳明经与阳跷脉之会，功善清热散风、舒经活络，是治疗口眼㖞斜和上牙痛之要穴。直刺0.3~0.5寸，多施以平补平泻法，禁灸。

地仓大迎颊车对，下关头维和人迎。

地仓是本经第4穴，在口角旁0.4寸。该穴为手足阳明经、阳跷脉之交会穴，手足阳明经分布于面部，阳跷脉也夹口，该穴位于口角旁，故而是治疗面、口疾病之主穴。平刺或斜刺0.5~0.8寸，慎灸，禁直接灸。大迎为本经第5穴，在下颌角前方，咬肌附着部的前缘凹陷中，面动脉搏动处。该穴善清热解毒，为火热之邪所致面疾之常用穴。直刺0.2~0.3寸，或沿皮刺0.5~1寸，多施以平补平泻法，可灸。颊车为本经第6穴，在面部，下颌角前上方一横指处，即闭口咬紧牙时咬肌隆起、放松时按之有凹陷处。该穴善祛风开窍、清热消肿，是治疗口眼㖞斜、牙痛、口噤之要穴。直刺0.3~0.5寸，或平刺0.5~1寸，多施以平补平泻法，可灸。下关是本经第7穴，在颧弓下缘中央与下颌切迹之间凹陷中。下关为足阳明和足少阳之交会，功善疏风活络而舒筋，通利牙关，为治疗经脉拘急或弛缓所致的下颌关节脱位、牙关紧闭之主穴，且能开窍聪耳，主治耳疾。略向下直刺0.5~1寸，或向后斜刺1~1.5寸，多施以平补平泻法，可灸。头维是本经第8穴，在额角发际直上0.5寸，头正中线旁开4.5寸。头维是足阳明、足少阳、阳维脉之所会，功善疏风泄热、清头明目，为治疗偏头痛与面瘫之要穴。向下或向后平刺0.5~0.8寸，多施以平补平泻法，禁灸。人迎为本经第9穴，横平喉结，在胸锁乳突肌前缘处。该穴功善调气血、通经络、利咽喉，为治疗咽喉疾患和高血压、低血压之要穴。避开动脉直刺0.5~1寸，不施手法，不宜久留针，禁灸。

水突气舍连缺盆，气户库房屋翳屯。

水突穴为本经第10穴，横平环状软骨，在胸锁乳突肌前缘处。该穴位于颈前喉结旁，故常用于治疗瘿瘤、瘰疬、咳喘等。直刺0.3~0.5寸，注意避开动脉，多施以平补平泻法，可灸。气舍为本经第11穴，在锁骨上小窝，锁骨胸骨端上缘，胸锁乳突肌胸骨头与锁骨头之间的凹陷中。该穴上近咽喉，旁临气道，功善降逆散结，为治疗气逆于胸部和咽喉诸疾的常用穴。直刺0.3~0.5寸，多施以平补平泻法，可灸。缺盆穴为本经第12穴，在锁骨上大窝，锁骨上缘凹陷中，前正中线旁开4寸。该穴具有开胸降气、泻热利膈的作用，是治疗气失顺降，冲逆于上所致诸症之常用穴。直刺0.3~0.5寸，多施以平补平泻法，且忌深刺，孕妇禁针，可灸。气户为本经第13穴，在锁骨下缘，前正中线旁开4寸。该穴具有理气宽胸、止咳平喘的作用，功善治喘。直刺0.2~0.3寸，或向下斜刺0.3~0.5寸，多施以平补平泻法，可灸。库房为本经第14穴，在第1肋间隙，前正中线旁开4寸。该穴具有宽胸、理气、化痰的作用，可治疗气机上逆或郁滞之胸部气分实证。斜刺0.3~0.5寸，多施以平补平泻法，可灸。屋翳为本经第15穴，在第2肋间隙，前正中线旁开4寸。该穴功善降逆气、化痰浊、舒经络、通乳汁。斜刺或平刺0.5~0.8寸，可灸。

膺窗乳中延乳根，不容承满梁门起。

膺窗为本经第16穴，在第3肋间隙，前正中线旁开4寸。该穴性善疏利，能清泻胸中之热，能解胸中郁气，为治疗乳房疾患之要穴。直刺0.2~0.3寸，或斜刺0.3~0.5寸，多施以平补平泻法，禁深刺。乳中为本经第17穴，在胸部，乳头中央。不针不灸，只作为胸腹部取穴的定位标志。乳根为本经第18穴，在第5肋间隙，前正中线旁开4寸。该穴位于乳根部，故可治疗乳房疾病，又因乳根穴内对应于肺脏，又可以治疗胸肺病。斜刺0.3~0.5寸，多施以平补平泻法，可灸。不容为本经第19穴，在脐中上6寸，前正中线旁开2寸。该穴具有调中开胃、行气止痛的作用，是治疗胃痛胀满、饮食不下之要穴。直刺0.5~1寸，多施以泻法，可灸。承满为本经第20穴，在脐中上5寸，前正中线旁开2寸。其性主行，功善和胃理气，主治胃腹胀满之疾。直刺0.5~1寸，可灸。梁门为本经第21穴，在脐中上4寸，前正中线旁开2寸。该穴具有消积化滞、调中和胃的作用，为治疗胃痛、上腹痛之常用穴，尤长于治疗宿食停滞于胃肠所致诸疾。直刺1~2寸，多施以泻法，可灸，孕妇中晚期禁针、禁灸。

关门太乙滑肉门。天枢外陵大巨存。

关门为本经第22穴，在脐中上3寸，前正中线旁开2寸。该穴具有调理肠胃、和中止泻的作用，为治疗胃肠门户不关之要穴。直刺1~2寸，多施以平补平泻法，可灸，孕妇中晚期禁针、禁灸。太乙为本经第23穴，在脐中上2寸，前正中线旁开2寸。该穴性善通利，善于泻大肠实热，通腑镇惊，为治疗阳明腑实证之效穴，还常用于心烦、癫狂之疾。直刺1~2寸，多施以泻法，孕妇中晚期禁针禁灸。滑肉门为本经第24穴，在脐中上1寸，前正中线旁开2寸。该穴性善滑利通降，能助肠蠕动而调理肠胃，利湿降逆，长于治疗胃肠之疾。直刺1~2寸，多施以泻法，可灸，孕妇中晚期禁针、禁灸。天枢为本经第25穴，横平脐中，前正中线旁开2寸。该穴位近胃肠，为大肠之募穴，是大肠精气汇聚之处，故可调理肠胃，善治大肠腑证，为治疗大肠功能失常，腑气不通之要穴。另外，该穴还能治疗寒疝腹痛、小便不利，以及月经不调、赤白带下等病症。直刺1~2寸，多施以平补平泻法，可灸，孕妇慎针禁灸。外陵为本经第26穴，在脐中下1寸，前正中线旁开2寸。该穴功善调理胃肠气机，行气止痛，尤长于调理腹部气机，为治疗腹部气机不畅所导致的腹痛之要穴。直刺1~2寸，可灸，孕妇慎针禁灸。大巨为本经第27穴，在脐中下2寸，前正中线旁开2寸。该穴善疏通下焦，益气固精，长于治疗大肠与膀胱之疾，尤长于治疗生殖系统疾患。直刺1~2寸，或补或泻，可灸，孕妇慎针禁灸。

水道归来气冲穴，髀关伏兔走阴市。

水道为本经第28穴，在脐中下3寸，前正中线旁开2寸。该穴性主疏通，善于疏通三焦气机，清泄三焦、膀胱、肾中之热气而通经行水，尤长于通调水道。另外，该穴还能疏通三焦气机而通经，主治妇科诸疾。直刺1~2寸，多施以平补平泻法，可灸，孕妇慎针禁灸。归来为本经第29穴，在脐中下4寸，前正中线旁开2寸。该穴性主调和，能调气和血，调经止痛而治疗月经不调、痛经、闭经等病症；能通利下降，平冲降逆而治疗奔豚诸疾；还能补气升提，治疗阴挺带下诸症。直刺1~2寸，多施以平补平泻法，可灸，孕妇禁针慎灸。气冲为本经第30穴，在耻骨联合上缘，前正中线旁开2寸，动脉搏动处。该穴性善通降，功善平冲降逆、理气活血、行滞通瘀，凡逆气上冲之证，如奔豚气、妊娠恶阻等，皆可治之。直刺0.5~1寸，多施以平补平泻法，不宜灸。髀关为本经第31穴，在股直肌近端、缝匠肌与阔筋膜张肌3条肌肉之间凹陷中。该穴功善散局部风邪，通经活络，治疗下肢痿痹不遂、屈伸不利之病症。直刺1.5~3寸，多施以泻法，可灸。伏兔为本经第32穴，在髌底上6寸，髂前上棘与髌底外侧端的连线上。该穴善祛风散寒、疏通经络，主治下肢经脉通路上气血运行不畅之证。直刺1~2寸，多施以平补平泻法，可灸，孕妇慎针禁灸。阴市为本经第33穴，在髌底上3寸，股直肌外侧缘。该穴功善温经散寒、疏经利节，主治少腹及膝股之阴寒诸疾，对于寒湿尤效。直刺1~1.5寸，多施以平补平泻法，宜灸。

梁丘犊鼻足三里。上巨虚连条口位。

梁丘为本经第34穴，在髌底上2寸，股外侧肌与股直肌肌腱之间。该穴为足阳明胃经气血深聚之处，为本经之郄穴，功善理气和胃，治疗胃痛、呕吐，对急性胃痛甚效。足阳明经筋结于膝，故该穴可治疗膝痛和下肢不遂。另外，该穴有通经止痛的作用，又能降胃火、散结滞，善治乳痈。直刺1~1.5寸，多施以泻法，宜灸。犊鼻为本经第35穴，在髌韧带外侧凹陷中。该穴善舒筋利节，为治疗膝关节病之常用穴。向膝中斜刺0.5~1.2寸或向对侧内膝眼透刺，多施以平补平泻法，宜温灸。足三里为本经第36穴，在犊鼻穴下3寸，胫骨前嵴外1横指，犊鼻与解溪连线上。足三里是全身大穴、要穴之一，为本经之合穴，又是胃腑之下合穴，可健脾和胃、运化水湿，主治脾胃病和水湿为患，故有"肚腹三里留"之说。脾胃为气血生化之源，阳明多气多血，故该穴补益气血的作用极强，用于治疗气血亏虚引起的各种虚证。脾为生痰之源，肺为储痰之器，该穴在五行中属土，为土中之土，补之可培土生金、健脾益肺、化痰止咳，治疗虚证咳喘。"痿证独取阳明"，因此足三里还是治疗痿证之主穴。脾胃为后天之本，后天强健，则气血旺盛，阴阳调和，该穴可强身健体，预防疾病，故其又是保健要穴。直刺1~2寸，多施以补法或平补平泻法，宜灸。上巨虚为本经第37穴，在犊鼻下6寸，犊鼻与解溪连线上。上巨虚不仅是胃经之穴，还是大肠之下合穴，"合治内腑"，所以该穴主要治疗胃肠病，尤长于治疗肠道疾病。直刺1~2寸，多施以泻法，可灸。条口为本经第38穴，在犊鼻下8寸，犊鼻与解溪连线上。该穴功善祛风散邪、舒筋活络，善祛肢体肌肉之风邪，为治疗筋病之要穴。直刺1~2寸，多施以泻法，可灸。

下巨虚跳上丰隆，解溪冲阳陷谷中。

下巨虚为本经第39穴，在犊鼻下9寸，犊鼻与解溪连线上。下巨虚属胃经之穴，还是小肠之下合穴，性主清下，能清泻肠胃之热邪而分利水湿，尤长于分清泌浊，为治疗小肠腑病和下腹胀痛之要穴。直刺1~1.5寸，多施以泻法，可灸。丰隆为本经第40穴，在外踝尖上8寸，胫骨前嵴的外缘，条口旁开1寸。丰隆为足阳明胃经之络穴，别行走于足太阴脾经，其性能通能降，引邪热从阳明下行，且得太阴湿土之润下，故不但泻降实邪，且能化痰热。该穴长于降逆祛痰，为治疗痰疾之效验穴，凡与痰有关的病证，皆宜取之。直刺1~2寸，多施以泻法或平补平泻法，可灸。解溪为本经第41穴，在踝关节前面中央凹陷中，姆长伸肌腱与趾长伸肌腱之间。解溪为胃经之经火穴，亦为本经之母穴，补之能健脾和胃，泻之能清胃化湿、舒筋利节。针刺时足背屈呈80°角，针直刺入关节腔0.5~0.8寸，多施以平补平泻法，不宜灸。冲阳为本经第42穴，在第2跖骨基底部与中间楔骨关节处，可触及足背动脉。冲阳为原气所过和留止之处，是足阳明胃经之原穴，具有健脾化湿、和胃安神、疏经通络的作用，但该穴在临床应用较少，是十二原穴中应用最少的一穴。直刺0.3~0.5寸，多施以平补平泻法，不宜灸。陷谷为本经第43穴，在第2、第3跖骨间，第2跖趾关节近端凹陷中。该穴为足阳明胃经脉气所注之输木穴，针刺之能健脾化湿、和胃降逆，用于治疗头面和全身水肿及肠鸣，还常用于治疗脚背肿痛、屈伸不利等症。直刺0.3~0.5寸，多施以平补平泻法，可灸。

内庭厉兑经穴终。

内庭为本经第44穴，在第2、第3趾之间，趾蹼缘后方赤白肉际处。该穴为足阳明胃经脉气所溜之荥水穴，"荥主身热"，所以既可以清阳明经热邪，治疗齿痛、鼻衄、咽喉肿痛等经络病，又可泄阳明腑热，治疗胃肠病症。直刺或斜刺0.3~0.5寸，多施以泻法，不宜灸。厉兑为本经第45穴，在第2趾末节外侧，趾甲根角侧后方0.1寸。厉兑为足阳明胃经之井金穴，为经气之所出，易于闭塞，该穴有开窍醒神之功，故点刺出血可清泻胃火而开窍醒神，为治疗胃火上攻清窍所致心神疾患之常用穴。直刺0.1~0.2寸，多施以泻法，或点刺出血。

（四）足太阴脾经穴歌

【歌赋】

> 二十一穴脾中州，隐白在足大趾头，
> 大都太白公孙盛，商丘三阴交可求，
> 漏谷地机阴陵穴，血海箕门冲门开，
> 府舍腹结大横排，腹哀食窦连天溪，
> 胸乡周荣大包随。

【注解及临床应用】

二十一穴脾中州[1]，隐白在足大趾头。

[1]中州：古地名，即今河南省一带，因其居古九州之中而得名，这里指中焦、中央。古人将东、西、南、北、中央分别和五脏相配合，脾为土，土是生万物的，故脾为中土，列为中央，所以说"脾主中州"。

足太阴为脾经，总计21穴。隐白为脾经之第1穴，在大趾末节内侧，趾甲根角侧后方0.1寸。隐白为足太阴脾经之井木穴，十三鬼穴之一，补之大益脾气，升举下陷之阳，温散沉寒，灸之或刺之能益气固摄、活血止血、理血调经，为治疗内伤脾胃，中气下陷之常用穴，亦为血证之要穴，尤长于治疗经血过多、崩漏之症。直刺0.1~0.2寸，多施以平补平泻法或点刺出血，宜灸。

大都太白公孙盛，商丘三阴交可求。

大都为本经第2穴，在第1跖趾关节远端赤白肉际凹陷中。大都为足太阴脾经所溜之荥火穴，且为本经之母穴，功善温补，补之则能健运脾气，调和中焦，为治疗脾胃虚弱之要穴。直刺0.5~1寸，多施以补法，宜灸。太白为本经第3穴，在第1跖趾关节近端赤白肉际凹陷中。太白为足太阴脾经输穴、原穴，在五行中属土，因此具有健脾和胃、理气化湿的作用，主要用于脾胃病的治疗，如胃痛、腹胀、便秘、呕吐等症。"输主体重节痛"，故又可以治疗关节痛、脚气病等。直刺0.5~1寸，多施以补法。公孙为本经第4穴，在第1跖骨底的前下缘赤白肉际处。公孙为足太阴脾经之络穴，联络足阳明胃经，因此善调理脾胃，为治疗消化系统疾病之常用主穴，对于脾胃虚弱引起的饮食不化、腹胀、泄泻、水肿等均可治之。又因该穴是八脉交会穴之一，通于冲脉，合于胃、心胸部位，冲脉起于胞中，至胸中而散，足太阴脾经又上注于心，故可治疗胃、心胸部位的疾病。直刺0.5~1寸，多施以平补平泻法。商丘为本经第5穴，在足内踝前下方，当舟骨结节与内踝连线中点的凹陷中。商丘为本经之经金穴，且是本经子穴，功善泻脾利湿，调理本经经气，治疗脾湿证和脾之经病，尤长于治疗脾之经病。直刺0.3~0.5寸，多施以泻法，可灸。三阴交为本经第6穴，在内踝尖上3寸，胫骨内侧缘后际。三阴交是全身之要穴，临床用途十分广泛，足太阴脾经属脾络胃，上注于心，该穴又为脾、肝、肾三经之交会穴，故可治疗肝、脾、肾、心的病变。其既能补脾养血，又能补肾固精、滋阴柔肝，为治疗妇科病、血证，以及肝、脾、肾三脏有关的男女生殖、泌尿系统疾病之常用穴。足太阴脾经循行过下肢，脾主四肢、肌肉，肝主筋，肾主骨，故该穴可治疗下肢痿痹、半身不遂。另外，该穴还有活血祛风、健脾利湿的作用，所以可治疗皮肤病。直刺1~1.5寸，多施以补法或平补平泻法，宜灸。

漏谷地机阴陵穴，血海箕门冲门开。

漏谷为本经第7穴，在内踝尖上6寸，胫骨内侧缘后际。该穴能健脾利湿，渗湿利尿，主治水湿为病，尤长于治疗湿溢四肢经脉者。直刺0.5~1寸，多施以泻法，可灸。地机为本经第8穴，在阴陵泉下3寸，胫骨内侧缘后际。地机为本经之郄穴，阴经之郄穴善治血证，故该穴是治疗血证和脾失健运之中焦诸证的常用穴，尤长于治疗血证。直刺1~1.5寸，多施以泻法，可灸。阴陵泉为本经第9穴，在胫骨内侧髁下缘与胫骨内侧缘之间的凹陷中。阴陵泉为足太阴脾经之合穴，五行属水，应于肾，因此具有健脾益气、利湿消肿的作用，可用于治疗腹胀、暴泄、水肿、黄疸等。该穴具有健脾益气、补肾固摄的作用，所以也常用于遗精、小便失禁。足太阴经筋结于膝内辅骨，上循阴股，结于髀，聚于阴器，该穴又位于膝关节部，用之可治疗膝痛、阴茎痛、妇人阴痛等。直刺1~2寸，泻之则健脾化湿，补之健脾固本、益气养血，宜灸。血海为本经第10穴，在髌底内侧端上2寸，股内侧肌隆起处。该穴具有调血的作用，可用于治疗与血有关的多种疾病，妇女以血为本，常用于治疗月经不调、痛经、经闭、崩漏等妇科病。该穴为血之归聚处，中医认为"治风先治血"，故常用于皮肤病的治疗。直刺1~2寸，多施以平补平泻法，宜灸。箕门为本经第11穴，在髌底内侧端与冲门的连线上1/3与下2/3交点，长收肌和缝匠肌交角的动脉搏动处。该穴功善利水通淋，主治小便疾患。直刺1~2寸，多施以泻法，可灸。冲门为本经第12穴，在腹股沟斜纹中，髂外动脉搏动处的外侧。该穴善调理下焦气血，用于治疗下焦气血失调诸疾。直刺0.5~1寸，避开动脉，多施以平补平泻法，可灸。

府舍腹结大横排，腹哀食窦连天溪。

府舍为本经第13穴，在脐中下4.3寸，前正中线旁开4寸。府舍为足太阴脾经、足厥阴肝经、阴维脉之会穴，性主调主散，用之调理下焦之气机，疏散少腹之结聚，为治疗少妇癥瘕积聚之常用穴。直刺1~1.5寸，多施以泻法，可灸。腹结为本经第14穴，在脐中下1.3寸，前正中线旁开4寸。该穴为腹气结聚之所，功善调理肠胃气血，主治肠胃气血运行不畅诸症。直刺1~2寸，多施以泻法，可灸。大横为本经第15穴，横平脐，前正中线旁开4寸。该穴为足太阴脾经与阴维脉之所会，功善调理肠胃，宣通腑气，为治疗肠道病之常用穴。直刺1~2寸，宜灸。腹哀为本经第16穴，在脐中上3寸，前正中线旁开4寸。该穴为足太阴脾经与阴维脉之所会，功善健脾胃、化湿滞、清湿热、通腑气，是治疗胃肠疾患之常用穴，尤长于治疗肠鸣泄泻。直刺1~2寸，多施以温补或泻法，宜灸。食窦为本经第17穴，在第5肋间隙，前正中线旁开6寸。该穴具有宽胸理气的作用，常用于治疗胸膈疾病，临床用之较少。斜刺0.3~0.5寸，禁深刺，多施以平补平泻法，可灸。天溪为本经第18穴，在第4肋间隙，前正中线旁开6寸。该穴性主通利，功善宽胸通乳，为治疗胸痛及乳汁不通之常用穴，临床用之较少。斜刺0.3~0.5寸，多施以泻法，禁深刺，可灸。

胸乡周荣大包随。

胸乡为本经第19穴，在第3肋间隙，前正中线旁开6寸。该穴功善理气宽胸、通络止痛，用于治疗胸痛彻背之症，临床用之较少。斜刺0.3~0.5寸，多施以泻法或平补平泻法，禁深刺，可灸。周荣为本经第20穴，在第2肋间隙，前正中线旁开6寸。该穴功善宽胸理气，用于治疗胸部气机不畅所致之症，临床用之较少。斜刺0.3~0.5寸，多施以平补平泻法，可灸。大包为本经第21穴，在第6肋间隙，腋中线上。该穴为脾之大络，总督阴阳诸经之络，能调和诸络，为治疗全身络脉病证之主穴。斜刺0.3~0.5寸，禁深刺，多施以平补平泻法，可灸。

（五）手少阴心经穴歌

【歌赋】

九穴午时手少阴，极泉青灵少海深，
灵道通里阴郄遂，神门少府少冲寻。

【注解及临床应用】

九穴午时[①]手少阴，极泉青灵少海深。

①午时：指心经。午时是十二时辰之一，即上午11点至下午1点，此时是心经当令，故指心经。

手少阴心经总计9穴，在午时气血注此。极泉是本经第1穴，在腋窝中央，腋动脉搏动处。因心主血脉、主神志，故可调血止痛、养心安神，治疗心神病。该穴善通经活络、活血疏经，常用于治疗上肢麻痹挛痛。极泉为心经之首穴，位于腋下，汗为血之余，故针刺该穴治疗腋臭甚效。向肩髃方向直刺0.5～1寸，避开动脉，多施以平补平泻法，不宜灸。青灵为本经第2穴，在肘横纹上3寸，肱二头肌的内侧沟中。该穴具有行气通经、活血止痛的作用，主要用于治疗肩臂疼痛，临床用之较少。直刺0.5～1寸，多施以平补平泻法，可灸。少海为本经第3穴，横平肘横纹，在肱骨内上髁前缘。少海为手少阴心经之合穴，功善清心安神、活血通络，尤长于清心安神，主要用于癫狂、失眠等神志疾患之属热属实者，亦常用于治疗上肢气血运行不畅，经脉郁滞所致之病证。直刺0.5～1寸，多施以平补平泻法，可灸。

灵道通里阴郄邃，神门少府少冲寻。

灵道为本经第4穴，在腕掌侧远端横纹上1.5寸，尺侧腕屈肌腱桡侧缘。灵道是心经的经穴，心主血脉、主神志，故可调血止痛、养心安神，治疗心神病。该穴又有通经活络的作用，因此常用于经脉循行部位之痛证。直刺0.5～1寸，多施以平补平泻法，不宜灸。通里为本经第5穴，在腕掌侧远端横纹上1寸，尺侧腕屈肌腱的桡侧缘。通里为心经之络穴，补则能养心血、益心神，健脑益智，泻之则能清心火、通心络、安心神，具有双向调节作用，为治疗神志病，心和其经脉、络脉循行处病变，以及心火下移小肠诸疾之要穴，尤长于治疗心神病变。直刺0.5～0.8寸，避开动脉，多施以平补平泻法，不宜灸。阴郄为本经第6穴，在腕掌侧远端横纹上0.5寸，尺侧腕屈肌腱的桡侧缘。阴郄为心之郄穴，心主血脉、主神明，郄穴善止血、止痛，故该穴可治疗心痛、神志病、血证。汗为心之液，阴虚热扰，心液不能敛藏而骨蒸盗汗，取该穴养阴清热以治之。直刺0.3～0.5寸，多施以补法，不宜灸。神门为本经第7穴，在腕掌侧远端横纹尺侧端，尺侧腕屈肌腱桡侧缘。神门为手少阴心经脉气所注之输土穴，心脏原气所过和留止之原穴，能补能泻，心之虚证、实证均可取之，功善清心泻火、养血安神，为治疗心神疾病之要穴，手少阴心经之经病以及与其有关的脏腑器官病变也常取之。直刺0.3～0.5寸，避开动脉，多施以平补平泻法，不宜灸。少府为本经第8穴，横平第5掌指关节近端，在第4、第5掌骨之间。少府为手少阴心经之荥火穴，"荥主身热"，功善清心泻火，是治疗心火亢盛所致心神疾病之主穴。直刺0.3～0.5寸，多施以泻法，不宜灸。少冲为本经之末穴，是第9穴，在小指末节桡侧，指甲根角侧上方0.1寸。少冲为手少阴心经之井穴，为阴阳经交通脉气之处，功善清心安神、开窍醒神，为神志异常及阳实郁闭之证的急救要穴。点刺出血，或针刺0.1～0.2寸，多施以泻法。

（六）手太阳小肠经穴歌

【歌赋】

> 手太阳穴一十九，少泽前谷后溪薮。
> 腕骨阳谷养老绳，支正小海外辅肘。
> 肩贞臑俞接天宗，髎外秉风曲垣首。
> 肩外俞连肩中俞，天窗乃与天容偶。
> 锐骨之端上颧髎，听宫耳前珠上走。

【注解及临床应用】

手太阳穴一十九，少泽前谷后溪薮[①]。

[①]薮（sǒu）：本义是湖泽的统称。此处是指少泽、前谷、后溪所在，三穴均为水，是三穴紧挨着的意思。

手太阳小肠经总计19穴。少泽为本经第1穴，在小指末节尺侧，指甲根角侧上方0.1寸。少泽为手太阳小肠经之井金穴，点刺出血或针刺泻之，有清热解郁、开窍醒神之功，为阳实郁闭之神志病变的急救要穴之一。该穴有通行乳汁的作用，治疗乳汁不足有特效。点刺出血或斜刺0.1～0.2寸，多施以泻法，可灸。前谷为本经第2穴，在第5掌指关节尺侧远端赤白肉际凹陷中。前谷为手太阳小肠经之荥水穴，性主清散，善于清热散风、通经活络，用于治疗外感风热病。直刺0.2～0.3寸，多施以泻法或平补平泻法，不宜灸。后溪为本经第3穴，在第5掌指关节尺侧近端赤白肉际凹陷中。后溪为手太阳小肠经之输穴，"输主体重节痛"，又为八脉交会穴之一，通于督脉，故可主治小肠经、督脉、膀胱经所过部位的经脉病和头面五官疾病。该穴通督脉，督脉入络于脑，故可治疗神志病。督脉主阳、主表、主动，故针之可退热，可用于热病及少阳证之疟疾。直刺0.5～1寸，多施以泻法或平补平泻法，可灸。

腕骨阳谷养老绳，支正小海外辅肘[①]。

[①]外辅肘：即指小海穴在前臂外辅骨肘端处。

腕骨为本经第4穴，在第5掌骨底与三角骨之间的赤白肉际凹陷中。腕骨为小肠原气所过和留止之手太阳经原穴，功善清热散风、舒筋活络，是治疗外感而太阳经脉拘急之证的要穴。直刺0.5～1寸，多施以泻法或平补平泻法，不宜灸。阳谷为本经第5穴，在尺骨茎突与三角骨之间的凹陷中。阳谷为手太阳小肠经之经火穴，性善疏通，泻之能清热泻火，刺之能通经行气、舒筋通络，为治疗手太阳小肠经热盛及筋脉不利诸症之要穴。直刺0.5~0.8寸，多施以泻法或平补平泻法，不宜灸。养老为本经第6穴，在腕背横纹上1寸，尺骨头桡侧凹陷中。养老为手太阳小肠经之郄穴，功善舒筋活络，治疗手太阳经气血痹阻之证，尤对急性腰扭伤甚效。直刺或斜刺0.3~0.5寸，多施以平补平泻法，可灸。支正为本经第7穴，在腕背侧远端横纹上5寸，尺骨尺侧与尺侧腕屈肌之间。支正为手太阳小肠经之络穴，功善通调小肠经与心经之经气，而有清热散风、安神定志之功。直刺0.5~1寸，多施以泻法，可灸。小海为本经第8穴，在尺骨鹰嘴与肱骨内上髁之间凹陷处。小海为手太阳小肠经脉气所入之合土穴，亦为该经之子穴，功善清热祛风、舒筋活络，为治疗小肠热盛及小肠经循行通路上的病变之常用穴，尤长于治疗本经所过部位之病证。直刺0.3~0.5寸，多施以平补平泻法，可灸。

肩贞臑俞接天宗，髎外秉风曲垣首。

肩贞为本经第9穴，在肩胛区，肩关节后下方，腋后纹头直上1寸。该穴善舒筋活络，通利肩关节，为治疗肩关节病变之要穴。直刺1~1.5寸，多施以平补平泻法，可灸。臑俞为本经第10穴，在腋后纹头直上，肩胛冈下缘凹陷中。臑俞为手太阳、阳维、阳跷三阳经之所会，泻之能散风舒筋利节，治疗外感风邪，经络气血运行不畅等所致的肩关节病变。直刺1~1.5寸，多施以泻法，可灸。天宗为本经第11穴，在肩胛冈中点与肩胛骨下角连线的上1/3与下2/3交点凹陷中。该穴有散风舒筋的作用，其位于肩部，故主要治疗颈肩及肩胛部病症。天宗穴前与肺脏和乳房相对，故又可治疗乳痈、气喘。直刺0.5~1寸，多施以泻法。秉风为本经第12穴，在肩胛冈中点上方冈上窝中。该穴属手太阳小肠经，太阳主表主开，穴居肩上，其性轻扬，故泻之能祛散肩背之风邪，尤长于治疗外邪侵犯肩胛部所致诸疾。直刺0.5~1寸，多施以平补平泻法，宜灸。曲垣为本经第13穴，在肩胛冈内侧端上缘凹陷中。该穴具有舒筋活络的作用，其位于肩胛部，用之则能舒畅肩胛部拘急之筋脉而通经活络，主治肩胛部经脉痹阻所致的各种痛证。直刺0.5~1寸，多施以平补平泻法，宜灸。

肩外俞连肩中俞，天窗乃与天容偶。

肩外俞为本经第14穴，在第1胸椎棘突下，后正中线旁开3寸。该穴善通经活络、调理气血，主要用于肩背疼痛之症。斜刺0.8~1寸，多施以平补平泻法，宜灸。肩中俞为本经第15穴，在第7颈椎棘突下，后正中线旁开2寸。肩中俞功善散风舒筋、宣肺止咳，尤长于散风舒筋，常用于治疗风邪侵犯肩背之疾。斜刺0.8～1寸，多施以平补平泻法，宜灸。天窗为本经第16穴，横平喉结，在胸锁乳突肌的后缘。该穴功善清头部诸窍之热邪而聪耳利咽，散头项之风邪而舒筋活络，尤长于治疗咽肿喉痹、颈肿项强。直刺0.8～1寸，多施以泻法，可灸。天容为本经第17穴，在下颌角后方，胸锁乳突肌的前缘凹陷中。该穴功善清热利咽、通窍聪耳，主治咽喉、耳部诸实热之疾，尤长于治疗咽喉疾患。向舌根部直刺0.8～1寸，多施以平补平泻法，可灸。

锐骨之端上颧髎，听宫耳前珠[①]上走。

①耳前珠：即耳屏。

颧髎为本经第18穴，在颧弓下缘，目外眦直下的凹陷中。颧髎为手太阳小肠经和手少阳三焦经之交会穴，功善疏通二经之经气而祛风通络，是治疗风邪客于面部所致诸症之常用穴，尤长于治疗三叉神经痛和面神经麻痹。直刺0.3～0.5寸，斜刺或平刺0.8～1寸，多施以平补平泻法，可灸。听宫为本经第19穴，在耳屏正中与下颌骨髁突之间的凹陷中。听宫为手足少阳、手太阳之交会穴，三条经脉均入耳中，故该穴为治疗耳疾的主穴。因手太阳小肠经与手少阴心经互为表里，心主神明，故该穴可治疗神志病。直刺0.8～1寸，多施以平补平泻法，可灸。

（七）足太阳膀胱经

【歌赋】

足太阳穴六十七，睛明目内红肉藏，
攒竹眉冲与曲差，五处寸半上承光，
通天络却玉枕昂，天柱后际大筋外。
大杼背部第二行，风门肺俞厥阴四，
心俞督俞膈俞强，肝胆脾胃俱挨次。
三焦肾气海大肠，关元小肠到膀胱，
中膂白环仔细量，自从大杼至白环，
各各节外寸半长。上髎次髎中复下，
一空二空腰髁当，会阳阴尾骨外取，
附分侠脊第三行。魄户膏肓与神堂，
譩譆膈关魂门九，阳纲意舍仍胃仓，
肓门志室胞肓续，二十一椎秩边场，
承扶臀后纹中央，殷门浮郄到委阳，

委中合阳承筋是。承山飞扬踝跗阳，
昆仑仆参连申脉，金门京骨束骨忙，
通谷至阴小趾旁。

【注解及临床应用】

足太阳穴六十七，睛明目内红肉①藏。

①红肉：指内眼角红色小肉，即现代解剖学上的泪阜。

足太阳膀胱经总计67穴。睛明为本经第1穴，在目内眦上方眶内侧壁凹陷中。该穴是足太阳经与手太阳经、足阳明经、阴跷脉、阳跷脉之所会，阳明经多气多血，阴阳跷脉主眼睑的开合，故凡外感诸邪、内伤诸疾所导致的多种眼病，均可治之。又因足太阳经脉循行于背腰部，根据"经脉所过，主治所及"之理，该穴又可以治疗腰痛。嘱患者闭目，操作者向外轻轻固定眼球，刺手持针，于眶缘和眼球之间缓慢直刺0.3~0.8寸，不宜提插捻转，禁灸。起针时宜缓慢，且要用干棉球按压3~5分钟，以防出血。

攒竹眉冲与曲差，五处寸半上承光。

攒竹为本经第2穴，在面部，眉头凹陷中，额切迹处。该穴功善宣散太阳经之风火，下近眼部，上近眶上及前额部，因此可用于治疗眼目、眶骨、前额及眉棱骨等局部病。足太阳膀胱经的经脉循行过眼部，根据"经脉所过，主治所及"之理，该穴可治疗腰痛。直刺或斜刺0.3~0.5寸，多施以泻法或平补平泻法，禁灸。眉冲为本经第3穴，在额切迹直上入发际0.5寸。该穴善清热散风，用于风热上攻所致头窍诸疾。平刺0.3~0.5寸，多施以泻法或平补平泻法，禁灸。曲差为本经第4穴，在前发际直上0.5寸，旁开1.5寸。该穴位于头部，其性善疏散风热，常用于治疗风热外感之头痛。平刺0.3~0.5寸，多施以泻法或平补平泻法，禁灸。五处为本经第5穴，在前发际正中直上1寸，旁开1.5寸。该穴具有宣泄风热、清利头目之功，用于风热在头之症，但临床较少用之。平刺0.3~0.5寸，多施以泻法或平补平泻法，禁灸。承光为本经第6穴，在前发际正中直上2.5寸，旁开1.5寸。该穴善清热散风而明目，常用于头目之疾，尤常用于目疾。平刺0.3~0.5寸，多施以平补平泻法，禁灸。

通天络却玉枕昂①，天柱后际大筋外。

①昂：高也。意指玉枕穴在人体头部。

通天为本经第7穴，在前发际直上4寸，前正中线旁开1.5寸。该穴善清散头部风邪，为治疗风邪袭头所致头痛之常用穴，又能开通鼻窍，为治疗鼻塞之要穴。平刺0.3~0.5寸，多施以平补平泻法，禁灸。络却为本经第8穴，前发际正中直上5.5寸，前正中线旁开1.5寸。络却有清头散风之功，临床用之较少。平刺0.3~0.5寸，多施以平补平泻法，禁灸。玉枕为本经第9穴，横平枕外隆凸上缘，后发际正中旁开1.3寸。玉枕功善祛风散邪、清利头目，常用于风邪外袭所致头项强痛、目眩目痛等症。平刺0.3~0.5寸，多施以平补平泻法，可灸。天柱为本经第10穴，横平第2颈椎棘突上际，在斜方肌外缘凹陷中。该穴具有清头散风、通经活络的作用，其位于后项部，根据经脉循行和腧穴部位，常用于风邪侵袭而致的头部、项部、肩部及五官病。直刺或斜刺0.8~1寸，多施以平补平泻法，可灸。

大杼背部第二行，风门肺俞厥阴四。

大杼为本经第11穴，在脊柱区，第1胸椎棘突下，后正中线旁开1.5寸。大杼穴属足太阳膀胱经，又是手足太阳经及手足少阳经交会穴，阳经主表、主热、主风，该穴位于第1胸椎旁，内近于肺脏，又是骨之会穴，故可治疗头面病、肺脏病、骨病和关节病。斜刺0.5~1寸，泻之疏风宣肺，补之则壮骨强筋，可灸。风门为本经第12穴，在脊柱区，第2胸椎棘突下，后正中线旁开1.5寸。风门位居肩背部，风邪易袭之处，内应于肺脏，为足太阳膀胱经脉气所发，足太阳与督脉交会穴，太阳主一身之表，督脉统一身之阳，用之则能疏通太阳与督脉之气而祛风解表、宣肺止咳，是治疗外邪侵犯肺卫所致诸疾的常用穴，亦为疏散外风之要穴。斜刺0.5~1寸，多施以泻法，可灸。肺俞为本经第13穴，在第3胸椎棘突下，后正中线旁开1.5寸。该穴为肺脏精气输注背部之处，与肺脏内外相应，因此是治疗肺脏疾病的重要腧穴。肺为五脏之华盖，主气、主表，外合于皮毛，鼻为肺窍，故该穴可治疗外感病、鼻病和皮肤病。斜刺0.5~0.8寸，补之能补益肺气，泻之或刺络放血能宣肺清热解毒，平补平泻则能宣肺散邪，肃肺平喘，禁深刺。厥阴俞为本经第14穴，在第4胸椎棘突下，后正中线旁开1.5寸。厥阴俞为心包络精气输注于背部之处，内应心包，心包代心用事，代心受邪，故用之能宣通胸阳，宽胸宁心，凡胸阳不展，气机不畅，心脉瘀滞之证，皆可治之。斜刺0.5~0.8寸，可灸。

心俞督俞膈俞强，肝胆脾胃俱挨次。

心俞为本经第15穴，在第5胸椎棘突下，后正中线旁开1.5寸。心俞为心脏之精气输注于背部之处，与心脏内外相应，"阴病行阳"，因此是治疗心脏病之主穴。心主血脉，神明之府也，故取该穴治疗心神疾患甚效。心、肺同居于上焦，故取心俞也可治疗肺脏病。向脊柱斜刺0.5～0.8寸，宜灸。督俞为本经第16穴，在第6胸椎棘突下，前正中线旁开1.5寸。督俞为督脉精气输注之处，功善疏调督脉之气而降逆，是治疗任督气逆之要穴。向脊柱方向斜刺0.5～0.8寸，多施以平补平泻法，可灸。膈俞为本经第17穴，在第7胸椎棘突下，后正中线旁开1.5寸。膈俞位于膈膜，又为上焦和中焦升降之枢纽，胸膈以上藏于心肺，胸膈以下归于胃，故该穴以治疗肺、胃疾病为主。该穴又为血之会，心位膈上，肝位膈下，在上的为心俞，心主血脉，在下为肝俞，肝藏血，故能治疗血证。根据"治风先治血，血行风自灭"之理，膈俞又是治疗皮肤病之要穴。向脊柱方向斜刺0.5～0.8寸，补之能养血和血，泻之能理血化瘀，平补平泻则能通脉降逆，宜用灸法。肝俞为本经第18穴，在第9胸椎棘突下，后正中线旁开1.5寸。肝俞是肝脏之精气输注于背部之处，故可治疗肝脏疾病。肝为阴脏，体阴用阳，易升，易动，最易化火生风，因此可以治疗神志类病。肝开窍于目，主筋，藏血，因此也是治疗眼疾、血证和筋脉病之要穴。向脊柱方向斜刺0.5～0.8寸，以泻法或平补平泻法为常用。胆俞为本经第19穴，在第10胸椎棘突下，后正中线旁开1.5寸。胆俞是胆腑之精气输注于背部之处，与胆腑内外相应，胆与肝相表里，故可治疗肝胆疾病。向脊柱方向斜刺0.5～0.8寸，可灸。脾俞为本经第20穴，在第11胸椎棘突下，后正中线旁开1.5寸。脾俞是脾脏之精气输注于背部之处，与脾脏内外相应，脾胃相表里，故该穴是治疗脾胃病之要穴，长于补脾，因脾为后天之本，所以凡脾胃虚弱，中阳不足，气血亏虚所致诸疾，皆可治之。向脊柱方向斜刺0.5～0.8寸，多施以补法，宜灸。胃俞为本经第21穴，在第12胸椎棘突下，后正中线旁开1.5寸。胃俞是胃腑之气输注于背部之处，与胃腑内外相应，具有调中和胃、化湿消滞、扶中补虚的作用，临床以和胃补中为要，是治疗慢性胃病之要穴。向脊柱方向斜刺0.5～0.8寸，临床以平补平泻或补法为要，宜灸。

三焦肾气海大肠，关元小肠到膀胱。

三焦俞为本经第22穴，在第1腰椎棘突下，后正中线旁开1.5寸。三焦俞是三焦之精气输注于背部之处，三焦为水液代谢之通道，用之可治疗水液代谢失常而致的一切疾病。因其位于腰部，所以可治疗腰背痛。斜刺或直刺1～1.5寸，多施以平补平泻法，可灸。肾俞为本经第23穴，在第2腰椎棘突下，后正中线旁开1.5寸。肾俞是肾脏之精气输注于背部之处，与肾脏内外相应，故可治疗肾脏与肾气亏虚诸疾。肾主前后二阴，主生殖，故可以治疗男女泌尿生殖系统诸疾。肾开窍于耳，腰为肾之府，因此也是治疗耳疾与腰部疾病之要穴。

直刺 1～1.5 寸，多施以补法，宜灸。气海俞为本经第 24 穴，在第 3 腰椎棘突下，后正中线旁开 1.5 寸。气海俞为元气转输之处，其性善于疏调，有补肾培元、调和气血之功，主要用于肾虚血瘀所致的前后二阴疾病。直刺 1～1.5 寸，多施以补法，宜灸。大肠俞为本经第 25 穴，在第 4 腰椎棘突下，后正中线旁开 1.5 寸。大肠俞是大肠之气转输之处，与大肠腑内外相应，大肠为传导之官，该穴对大肠疾病具有双向调节作用，是大肠腑病之要穴。因其位于腰部，故对腰痛甚效。直刺 1.5～2 寸，多施以平补平泻法，宜灸。关元俞为本经第 26 穴，在第 5 腰椎棘突下，后正中线旁开 1.5 寸。关元俞为人体元阳元气交会之处，性善"温"，功善温肾壮阳、培补元气，调理下焦气血，尤以调补元气为要，为治疗阳虚之要穴。直刺 0.8～1 寸，多施以补法，宜灸。小肠俞为本经第 27 穴，横平第 1 骶后孔，骶正中嵴旁开 1.5 寸。小肠俞为小肠之气输注之处，内应小肠，用之能调理小肠功能，分清泌浊而清热利湿，通调二便，治疗泌尿生殖系统疾病和小肠疾患。直刺 0.8～1 寸，多施以泻法，可灸。膀胱俞为本经第 28 穴，横平第 2 骶后孔，骶正中嵴旁开 1.5 寸。膀胱俞为膀胱精气输注之处，内应膀胱，用之能疏调膀胱，通利水道，是治疗膀胱疾病之要穴。直刺 0.8～1 寸，以平补平泻法为常用，宜灸。

中膂白环仔细量，自从大杼至白环。

中膂俞为本经第 29 穴，横平第 3 骶后孔，骶正中嵴旁开 1.5 寸。该穴具有补肾强腰的作用，用于腰脊强痛。直刺 1～1.5 寸，多施以补法，宜灸。白环俞为本经第 30 穴，横平第 4 骶后孔，骶正中嵴旁开 1.5 寸。该穴具有益肾固精、调经止带的作用，凡有关精室胞宫之疾，皆可治之，是治疗男子精室、女子胞宫诸疾之要穴，尤长于治疗遗精白浊、白带。直刺 1～1.5 寸，多施以补法，宜灸。

各各节外寸半长。上髎次髎中复下。

上髎为本经第 31 穴，正对第 1 骶后孔中。次髎为本经第 32 穴，正对第 2 骶后孔。中髎为本经第 33 穴，正对第 3 骶后孔。下髎为本经第 34 穴，正对第 4 骶后孔。因 4 穴分别在第 1、2、3、4 骶后孔中，取穴法相同，功效也基本相近，左右八穴，故合称为八髎穴，其均具有补肾强腰、调理下焦的作用，是治疗前后二阴和妇科病之常用穴。直刺 0.8～1 寸，多施以平补平泻法，宜灸。

一空二空腰髁当，会阳阴尾骨外取。

会阳为本经第 35 穴，在尾骨端旁开 0.5 寸。该穴位于尾骨端，外生殖器附近，内应肛肠，具有温阳利湿、调理下焦的作用，是治疗下焦阳虚湿盛所致之生殖系统疾病和肛肠疾病之常用穴。直刺1~1.5寸，多施以补法，宜灸。

附分侠脊第三行。魄户膏肓与神堂。

附分为本经第41穴，在第2胸椎棘突下，后正中线旁开3寸。该穴位于风邪易袭之处，为手足太阳经之交会穴，用之疏调手足二经之经气而有疏风散寒、舒筋活络之功，常用于外邪侵袭所致肩背及上肢痛麻之症。斜刺0.5~0.8寸，多施以平补平泻法，宜灸。魄户为本经第42穴，在第3胸椎棘突下，后正中线旁开3寸。魄户位于肺俞旁，内应肺脏，为肺魄出入之门户，功善调理肺经之经气，宣肺降逆、止咳平喘、舒肺定魄，是治疗肺病及魄病之要穴。斜刺0.5~0.8寸，多施以平补平泻法，可灸。膏肓为本经第43穴，第4胸椎棘突下，后正中线旁开3寸。该穴位于魄户和神堂之间，魄户在肺俞之旁，下为膏肓，神堂在心俞之旁，故也可以说，膏肓位于心肺之间，膏生于脾，肓生于肾，故膏肓与肺、心、脾、肾关系密切。肾为先天，脾为后天，肺主气，心主血，心藏神，故可治疗肺脏病、五劳七伤、诸虚百损，具有扶正祛邪、强身健体的作用。直刺0.5~0.8寸，多施以补法，宜重灸、多灸。神堂为本经第44穴，在第5胸椎棘突下，后正中线旁开3寸。该穴在心俞之旁，心主神明，故可治疗心神疾患，具有宁心安神的作用，其又临近于肺，所以可治疗肺病。斜刺0.5~0.8寸，多施以平补平泻法，不宜灸。

譩譆膈关魂门九，阳纲意舍仍胃仓。

譩譆为本经第45穴，在第6胸椎棘突下，后正中线旁开6寸。该穴位居背上，内通肺气，刺之有疏风清热、宣肺止咳的作用，可用于治疗外邪所致咳喘、肩背疼痛，但较少用之。直刺0.5~1寸，多施以平补平泻法，可灸。膈关为本经第46穴，在第7胸椎棘突下，后正中线旁开3寸。膈关内应膈肌，善调理膈之气血而有宽胸利膈、和胃降逆之功，是治疗膈肌病证之要穴。斜刺0.5~0.8寸，多施以平补平泻法。魂门为本经第47穴，在第9胸椎棘突下，后正中线旁开3寸。魂门为肝俞转输之处，功善疏肝安魂、理气和胃，是治疗肝不藏魂和肝气不舒，中焦失和之常用穴。斜刺0.5~0.8寸，多施以平补平泻法，不宜灸。阳纲为本经第48穴，在第10胸椎棘突下，后正中线旁开3寸。阳纲居于胆俞之旁，为胆气转输之处，功善清利肝胆湿热，用于治疗肝胆湿热所致诸疾。斜刺0.5~0.8寸，多施以泻法，不宜灸。意舍为本经第49穴，在第11胸椎棘突下，后正中线旁开3寸。意舍位于脾俞之旁，内应脾脏，为脾气转输之处，具有健脾益气、培土化湿的作用，常用于治疗脾俞不运，水湿停聚所致中焦诸疾。斜刺0.5～0.8寸，多施以补法，宜灸。胃仓为本经第50穴，在第12胸椎棘突下，后正中线旁开3寸。胃仓位于胃俞之旁，为胃气转输之处，与胃气相通，功善理气和胃、健脾消食，常用于食积所致诸疾。斜刺0.5～0.8寸，可灸。

肓门志室胞肓续，二十一椎①秩边场。

①二十一椎：原歌赋内容为二十椎，秩边应在二十一椎下，而非二十椎，故改之。

肓门为本经第51穴，在第1腰椎棘突下，后正中线旁开3寸。肓门为三焦之气出入之门户，功善疏利三焦，调理气机，是治疗三焦气机郁滞所致诸疾之要穴。直刺0.5～1寸，多施以泻法，可灸。志室为本经第52穴，在第2腰椎棘突下，后正中线旁开3寸。该穴在肾俞之旁，肾藏志，此处为藏志之室，性善封藏，故有补肾益精、固本封藏之功，为治疗肾虚不固所致诸疾之要穴。直刺1～1.5寸，多施以补法，宜灸。胞肓为本经第53穴，横平第2骶后孔，骶正中嵴旁开3寸。该穴居于膀胱俞之旁，善调理膀胱，通利小便，是治疗二便不利、癃闭之要穴。直刺1～2寸，多施以泻法，可灸。秩边为本经第54穴，横平第4骶后孔，骶正中嵴旁开3寸。秩边近于肛门，内应膀胱，性善疏利，是治疗下肢痿痹不遂和二便诸疾之常用穴，亦是前列腺疾病之效验穴。直刺或向外斜刺，直刺1.5～3寸，多施以泻法，或向水道方向透刺，可灸。

承扶臀后纹中央，殷门浮郄到委阳。

承扶为本经第36穴，在股后区，臀沟的中点。该穴功善疏通下肢经脉，是治疗下肢痿痹不遂之要穴。直刺1～2寸，多施以平补平泻法，可灸。殷门为本经第37穴，在臀沟下6寸，功善舒筋活络、通经止痛，性善通泻，是治疗腰背及下肢痿痹之常用穴。直刺1.5～3寸，多施以泻法，宜灸。浮郄为本经第38穴，在腘横纹上1寸，股二头肌腱的内侧缘。浮郄性善疏通，长于舒筋活络、通利关节，是治疗下肢筋脉之疾的常用穴。直刺1～1.5寸，多施以平补平泻法，可灸。委阳为本经第39穴，在腘横纹上，股二头肌腱的内侧缘。该穴为手少阳三焦经之下合穴，善疏调三焦，通利水道，是治疗小便之疾的常用穴。直刺1～1.5寸，多施以平补平泻法，可灸。

委中合阳承筋是。承山飞扬踝跗阳。

委中为本经第40穴，在腘横纹中点。委中为足太阳膀胱经脉气所入之合土穴，又是四总穴之一，别名血郄，性善疏泄清降，常以放血为用，有活血散瘀、凉血清热解毒之功，是治疗瘀证、实证、热毒之证的常用穴，亦是治疗腰背下肢痿痹之要穴。直刺1～1.5寸，多施以刺络放血或平补平泻法，禁灸。合阳为本经第55穴，在腘横纹下2寸，腓肠肌内、外侧头之间。该穴疏通力较强，功善舒筋活络，用于治疗腰骶痛和下肢痿痹不遂，但临床用之较少。直刺1～1.5寸，多施以平补平泻法，可灸。承筋为本经第56穴，在腘横纹下5寸，腓肠肌两肌腹之间。刺之能疏调膀胱经气，舒筋活络，故该穴常用于治疗下肢筋脉之疾。直刺1～2寸，多施以平补平泻法，可灸。承山为本经第57穴，在腓肠肌两肌腹与肌腱交角处。该穴具有舒筋解痉、理肠疗痔的作用，是治疗下肢痿痹不遂和肛门疾患之常用穴，尤其是主治腿肚转筋和痔疮的经验效穴。直刺1～1.5寸，多施以泻法或平补平泻法，宜灸。飞扬为本经第58穴，在昆仑直上7寸，腓肠肌外下缘与跟腱移行处。飞扬为联络于足少阴肾经之络穴，具有舒筋活络的作用，是治疗下肢痿痹不遂之常用穴。太阳主表主开，具有疏风解表的作用，用于治疗外感风寒之表实证。直刺1～1.5寸，多施以泻法，宜灸。跗阳为本经第59穴，在昆仑直上3寸，腓骨与跟腱之间。跗阳为阳跷脉之郄穴，功善疏泄，有舒筋活络之功，是治疗经气郁滞之下肢痿痹不遂、头痛头重的常用穴。直刺1～1.5寸，多施以平补平泻法，可灸。

昆仑仆参连申脉，金门京骨束骨忙。

昆仑为本经第60穴，在外踝尖与跟腱之间的凹陷中。昆仑为足太阳膀胱经之经穴，性善疏通，具有通经止痛的作用，凡因足太阳经经气运行不畅导致气血瘀滞而出现的头项、腰背、下肢后侧以及足跟处疼痛，皆可治之。直刺0.5～1寸，多施以泻法或平补平泻法，可灸。仆参为本经第61穴，在昆仑直下，跟骨外侧，赤白肉际处。该穴具有舒筋通络、安神镇静的作用，可用于下肢痿痹转筋、足跟痛及癫痫等，临床用之较少。直刺0.3～0.5寸，多施以平补平泻法，可灸。申脉为本经第62穴，在外踝尖直下，外踝下缘与跟骨之间的凹陷中。穴属足太阳膀胱经，具有舒筋活络的作用，可治疗腰腿痛、下肢屈伸不利等症。申脉又是八脉交会穴之一，通于阳跷脉，故能调理阳跷脉之经气而有镇静安神之功，治疗癫狂痫证、失眠抽动等阳跷脉之病。直刺0.3～0.5寸，多施以平补平泻法，可灸。金门为本经第63穴，在外踝前缘直下，第5跖骨粗隆后方，股骨下缘凹陷中。金门为足太阳膀胱经气血深聚之郄穴，善疏通本经之气血而有舒筋止痛之功，是治疗本经经气郁滞所致急性痛证之要穴。直刺0.3～0.5寸，多施以泻法，可灸。京骨为本经第64穴，在第5跖骨粗隆前下方，赤白肉际处。京骨为膀胱原气所过和留止之足太阳经原穴，具有内清脏腑之邪、外通经脉之痹阻的作用，是治疗本经脏腑经络诸疾之常用穴。直刺0.3~0.5寸，多施以平补平泻法，可灸。束骨为本经第65穴，在第5跖趾关节的近端，赤白肉际处。束骨为足太阳膀胱经之输穴，具有疏风通络、宣痹止痛的作用，"输主体重节痛"，故该穴为治疗外邪侵袭经脉所致肌肉关节疼痛之常用穴。直刺0.3~0.5寸，多施以平补平泻法，可灸。

通谷至阴小趾[①]旁。

①小趾：原歌赋中为小指，因是足小趾，故改之。

足通谷为本经第66穴，在第5跖趾关节近端，赤白肉际处。足通谷为足太阳膀胱经所溜之荥水穴，"荥主身热"，用之清泻膀胱实热，清利头目，是治疗头目实热诸症之常用穴，尤长于治疗头痛。直刺0.2~0.3寸，多施以泻法，可灸。至阴为本经第67穴，是本经之末穴，在小趾末节外侧，趾甲根角侧后方0.1寸。至阴为足太阳经之井金穴，本经之母穴，交于肾经之处，为阴阳交接之处。按照"阳动阴静，阳生阴长"的原则，该穴可用于治疗妇科及产科病证，尤其长于治疗胎位不正。根据根结理论，针刺该穴可治疗头面诸疾，常用于风热外邪上犯头面诸疾。直刺0.1~0.2寸或点刺出血，宜灸，孕妇禁针。

（八）足少阴肾经

【歌赋】

> 足少阴穴二十七，涌泉然谷太溪溢，
> 大钟水泉通照海，复溜交信筑宾实，
> 阴谷膝内跗骨后，以上从足走至膝，
> 横骨大赫连气穴，四满中注肓俞脐，
> 商曲石关阴都密，通谷幽门寸半辟，
> 折量腹上分十一，步廊神封膺灵墟，
> 神藏或中俞府毕。

【注解及临床应用】

足少阴穴二十七，涌泉然谷太溪溢。

足少阴肾经总计27穴。涌泉为本经第1穴，在足底，屈足卷趾时足心最凹陷处。涌泉为本经脉气所出之井穴，具有启闭开窍、苏厥醒神之功，是治疗厥闭、癫狂、脏躁等邪实郁闭所致的多种神志病变之急救穴。该穴具有泻火滋阴之功，其位于足心，根据"病在上，下取之"之理，取其治疗头面五官疾患甚效。直刺0.5~1寸，多施以泻法，可灸。然谷为本经第2穴，在足舟骨粗隆下方，赤白肉际处。然谷为足少阴肾经之荥火穴，泻之滋阴泻火，补之则温阳益气，具有双向调节作用。直刺0.5~1寸，可灸。太溪为本经第3穴，在内踝尖与跟腱之间的凹陷中。太溪为足少阴肾经经气所注之输土穴，肾脏原气所过和留止足少阴肾经之原穴，为肾脉之根，先天原气之所发，能调节肾脏之元阴、元阳，为回阳九针之一。该穴善于滋阴，是滋阴要穴，常用于阴虚精亏所致诸疾。直刺0.5~1寸，多施以补法，宜灸。

大钟水泉通照海，复溜交信筑宾实。

大钟为本经第4穴，在内踝后下方，跟骨上缘，跟腱附着部前缘凹陷中。大钟为肾经大络别注之络穴，具有调理二经经气的作用，是治疗肾气不足和膀胱气化失职所致诸疾之常用穴。直刺0.3~0.5寸，多施以补法，宜灸。水泉为本经第5穴，在太溪直下1寸，跟骨结节内侧凹陷中。水泉为足少阴肾经气血深聚之郄穴，具有活血调经、通利小便之功，是治疗月经不调和小便不利之常用穴。直刺0.3~0.5寸，多施以泻法，可灸。照海为本经第6穴，在内踝尖下1寸，内踝下缘边际凹陷中。穴属足少阴肾经，为八脉交会穴之一，通于阴跷脉，是阴跷脉气生发之起始穴，调理阴跷脉之主穴，功善滋阴泻火、利咽安神、补肾益精、调理经血，是治疗肾阴亏虚所致失眠、癫痫、咽喉疾病以及妇科经带诸疾之常用穴。直刺0.5~0.8寸，多施以平补平泻法，可灸。复溜为本经第7穴，在内踝尖上2寸，跟腱的前缘。复溜为足少阴肾经之经金穴，为本经之母穴，根据"虚则补其母"的原理，该穴可治疗脾、肾两脏疾病，所有肾气亏虚诸疾皆可以治疗。肾为水，调节水液，金应于肺，肺主表，外合皮毛，开腠理，因此该穴善行气化水，通调水道，为汗证之要穴，对汗液有双向调节的作用，既可以发汗，又可以止汗，若配以合谷则疗效更佳。腰为肾之府，故取用该穴可治疗腰部疾病。交信为本经第8穴，在内踝尖上2寸，胫骨内侧缘后际凹陷中。交信为阴跷脉气血深聚之郄穴，具有补肾活血调经的作用，是治疗月经病之要穴。直刺0.8~1寸，多施以补法或平补平泻法，可灸。筑宾为本经第9穴，在太溪直上5寸，比目鱼肌与跟腱之间。筑宾为阴维脉气血深聚之郄穴，阴维主一身之阴络，阴维脉与肝、脾、肾三经联系密切，用之可调理肝、脾、肾三经和阴维脉之经气而平冲降逆。直刺1~1.5寸，多施以泻法，可灸。

阴谷膝内跗骨后，以上[1]从足走至膝。

[1]以上：这里指涌泉、然谷、太溪等10个穴位。

阴谷为本经第10穴，在腘横纹上，半腱肌肌腱外侧缘。阴谷为足少阴肾经之合穴，具有补肾培元、调经利尿之功，临床以治疗下焦疾病为主。直刺0.5~0.8寸，多施以泻法或平补平泻法，不宜灸。

横骨大赫连气穴，四满中注肓俞脐。

横骨为本经第11穴，在脐中下5寸，前正中线旁开0.5寸。横骨为足少阴肾经与冲脉之交会穴，内应胞宫与膀胱，功善补肾温阳、调理冲任，是治疗妇科病和生殖泌尿系统疾病之常用穴。直刺1~1.5寸，多施以补法或平补平泻法，宜灸。大赫为本经第12穴，在脐中下4寸，前正中线旁开0.5寸。大赫为足少阴肾经脉气所发，冲脉与足少阴之交会穴，内应胞宫、精室，为下焦元阳升发之处，水中之火，助阳生热，功善温阳散寒，是治疗肾阳虚衰，下焦虚寒所致生殖系统疾病之要穴。直刺1~1.5寸，多施以补法，宜灸。气穴为本经第13穴，在脐中下3寸，前正中线旁开0.5寸。该穴为元气之所居，肾气之所归，与冲脉相通，功善补益元气、调理冲任，是治疗肾气不足和冲任失调所致妇科经带胎产诸疾之常用穴。直刺1~1.5寸，多施以补法或平补平泻法，宜灸，孕妇禁针。四满为本经第14穴，在脐中下2寸，前正中线旁开0.5寸。四满为足少阴肾经与冲脉之所会，是治疗下焦气机壅滞，湿停血瘀所致积聚疝瘕、腹水鼓胀、肠澼便秘、水肿以及妇科病等之常用穴。直刺1~1.5寸，多施以泻法，可灸。中注为本经第15穴，在脐中下1寸，前正中线旁开0.5寸。中注为足少阴肾经与冲脉之会穴，具有滋阴润燥的作用，为治疗下焦津亏血虚，燥热内盛所致便秘和月经病之要穴。直刺1~1.5寸，多施以平补平泻法，不宜灸。肓俞为本经第16穴，在脐中旁开0.5寸。肓俞为足少阴肾经与冲脉之所会，具有调理肠胃的作用，是治疗肠胃病之常用穴，尤长于治疗肠腑之疾。直刺1~1.5寸，多施以平补平泻法，可灸。

商曲石关阴都密，通谷幽门寸半[①]辟[②]。

①寸半：此处应改为半寸。足少阴肾经腹部穴位是在前正中线旁开0.5寸。

②辟（pì）：法度、规格。

商曲为本经第17穴，在脐中上2寸，前正中线旁开0.5寸。商曲为足少阴肾经与冲脉之所会，功善理气降逆、化积导滞而调理肠胃，为治疗胃肠积滞的常用穴。直刺1~1.5寸，多施以平补平泻法，可灸。石关为本经第18穴，在脐中上3寸，前正中线旁开0.5寸。石关为足少阴肾经与冲脉之所会，功善理气散结、通肠和胃，是治疗胃肠积滞坚满之常用穴和不孕之效验穴。直刺1~1.5寸，多施以泻法，可灸。阴都为本经第19穴，在脐中上4寸，前正中线旁开0.5

寸。阴都为足少阴肾经与冲脉之所会，具有理气和中的作用，为治疗中焦气机逆乱所致胃肠疾病之常用穴。直刺1~1.5寸，多施以平补平泻法，可灸。腹通谷为本经第20穴，在脐中上5寸，前正中线旁开0.5寸。该穴具有健胃消食导滞、理气宽胸的作用，是治疗脾胃不和，饮食停滞所致胃肠疾病之常用穴。直刺1~1.5寸，多施以平补平泻法，可灸。幽门为本经第21穴，在脐中上6寸，前正中线旁开0.5寸。幽门为足少阴肾经与冲脉之所会，性善开合，有调理脾胃升降之功，能调理中焦气机，健脾和胃，升清降浊，是治疗中焦升降失常的常用穴。直刺0.5~1寸，多施以泻法，可灸。

折量腹上分十一①，步廊神封膺②灵墟。

①十一：此处是指足少阴肾经从腹部横骨穴至幽门（横骨、大赫、气穴、四满、中注、肓俞、商曲、石关、阴都、腹通谷、幽门）11个穴位。

②膺：即胸膺，前胸两侧肌肉隆起处。

步廊为本经第22穴，在第5肋间隙，前正中线旁开2寸。该穴具有宽胸理气的作用，主要用于气机不畅所致的心胸疾患。沿肋骨边缘，斜刺或平刺0.5~0.8寸，多施以平补平泻法，可灸。神封为本经第23穴，在第4肋间隙，前正中线旁开2寸。该穴位居胸部乳房，内应心肺，有利气通乳之功。沿肋骨边缘斜刺或平刺0.5~0.8寸，可灸。灵墟为本经第24穴，在第3肋间隙，前正中线旁开2寸。该穴具有宽胸理气、通乳安神的作用，常用于治疗心肺和乳房病变。沿肋骨边缘斜刺或平刺0.5~0.8寸，可灸。

神藏彧中俞府毕①。

①毕：完毕，结束。

神藏为本经第25穴，在第2肋间隙，前正中线旁开2寸。该穴具有清热除烦的作用，常用于热扰胸膈之证。沿肋骨边缘斜刺或平刺0.5~0.8寸，可灸。彧中为本经第26穴，在第1肋间隙，前正中线旁开2寸。该穴具有宽胸理气、止咳化痰的作用，常用于痰喘满闷之症。沿肋骨边缘斜刺或平刺0.5~0.8寸，可灸。俞府为本经第27穴，即本经之末穴，在锁骨下缘，前正中线旁开2寸。该穴具有理气降逆、止咳平喘的作用，常用于治疗咳喘。沿锁骨下缘斜刺或平刺0.5~0.8寸，多施以平补平泻法，可灸。

（九）手厥阴心包经

【歌赋】

九穴心包手厥阴，天池天泉曲泽深，

郄门间使内关对，大陵劳宫中冲侵。

【注解及临床应用】

九穴心包手厥阴，天池天泉曲泽深①。

①深：即指凹陷。

手厥阴心包经总计9穴。天池为本经第1穴，在第4肋间隙，前正中线旁开5寸。天池为手足厥阴、手足少阳经之交会穴，位于乳头旁，具有理气散瘀、清热通乳的作用，常用于胸部瘀热性疾病。沿肋骨边缘斜刺或平刺0.3～0.5寸，可灸。天泉为本经第2穴，在腋前纹头下2寸，肱二头肌的长、短头之间。该穴具有理气宽胸、舒筋活络的作用，常用于胸臂部疼痛。直刺0.5～1寸，多施以平补平泻法，可灸。曲泽为本经第3穴，在肘横纹上，肱二头肌腱的尺侧缘凹陷中。曲泽为手厥阴心包经之合水穴，具有清热泻火、凉血解毒的作用，为治疗热毒炽盛所致实热证和神志病之常用穴。心包代心受邪，有代心行令之功，故可治疗心痛、心悸。直刺0.8～1寸，多施以平补平泻法，也常刺络放血以清热泻火，可灸。

郄门间使内关对，大陵劳宫中冲侵①。

①侵：通"寝"。寝，止也。

郄门为本经第4穴，在腕掌侧远端横纹上5寸，掌长肌腱与桡侧腕屈肌腱之间。郄门为手厥阴心包经气血深聚之郄穴，有祛瘀止痛之功，郄穴善治急证，阴经之郄穴善治血证。因此该穴功善通脉宁心、凉血止痛，是治疗上焦血证和痛证之常用穴。直刺0.8～1寸，多施以泻法，可灸。间使为本经第5穴，在腕掌侧远端横纹上3寸，掌长肌腱与桡侧腕屈肌腱之间。间使为手厥阴心包经之经金穴，功善疏理厥阴经经气，理气通络，解郁截疟，宁心安神，是治疗厥阴气机不畅所致心胸神志病变之常用穴，以及解郁截疟之经验效穴。直刺0.5～1寸，多施以泻法。内关为本经第6穴，在腕掌侧远端横纹上2寸，掌长肌腱与桡侧腕屈肌腱之间。内关为全身要穴之一，作用十分广泛，也是临床大穴之一。内关归属于手厥阴心包经，为心包经联络于三焦经之络穴，八脉交会穴之一，通于阴维脉，是治疗脏腑阴络气机失调所致病证之常用穴，亦是胃心胸疾病和神志病变之要穴。直刺0.5～1寸，多施以泻法或平补平泻法，可灸。大陵为本经第7穴，在腕掌侧远端横纹中，掌长肌腱与桡侧腕屈肌腱之间。大陵为手厥阴心包经脉气所注之输土穴，原气所过而留止之原穴，本经子穴，既能祛邪扶正，宁心安神，又能清心泻火，是治疗心神实热证之常用穴，亦是心悸之主穴。直刺0.3～0.5寸，多施以泻法或平补平泻法，不宜灸。劳宫为本经第8穴，握拳屈指时，中指尖下是穴，在第3掌骨桡侧。劳宫为心包经脉气所溜之荥火穴，其性善降，是治疗心神实热证之常用穴。直刺0.3~0.5寸，多施以泻法，不宜灸。中冲为本经第9穴，在中指末端最高点。中冲为心包经脉气所出之井木穴，功善清心开窍，是治疗心包邪热所致心神不宁疾患之常用穴，亦是昏迷急救之要穴。直刺0.1~0.2寸，多施以泻法或点刺出血，不宜灸。

（十）手少阳三焦经

【歌赋】

> 二十三穴手少阳，关冲液门中渚旁，
> 阳池外关支沟正，会宗三阳四渎长，
> 天井清冷渊消泺，臑会肩髎天髎堂，
> 天牖翳风瘈脉青，颅息角孙耳门乡，
> 和髎耳前锐发处，丝竹眉梢不须量。

【注解及临床应用】

二十三穴手少阳，关冲液门中渚旁^①。

①旁：侧面、旁边，这里指中渚穴在第4掌骨小指侧。

手少阳三焦经总计23穴。关冲为本经第1穴，在第4指末节尺侧，指甲根角侧上方0.1寸。关冲为三焦经之井穴，有启闭开窍的作用，功善清热利窍、开窍醒神，是治疗少阳风热郁火所致头面五官疾患和窍闭神昏之常用穴。直刺0.3~0.5寸，多施以泻法或点刺出血，不宜灸。液门为本经第2穴，在第4、第5指间，指蹼缘上方赤白肉际凹陷中。液门为三焦经脉气所溜之荥水穴，性善清热，具有清三焦郁火，消肿止痛之功，可治疗三焦热盛等头面五官疾患及相关的实热性疾病。直刺或斜刺0.3~0.5寸，多施以泻法或点刺出血，不宜灸。中渚为本经第3穴，在第4、第5掌骨间，第4掌指关节近端凹陷中。中渚为三焦经之输穴，"输主体重节痛"，故取该穴可治疗手指屈伸不利、肘臂肩背疼痛等经脉循行之病症。本穴性善通调，有清泄三焦郁火的作用，尤长于治疗火热亢盛之耳疾。直刺0.3~0.5寸，多施以泻法，不宜灸。

阳池外关支沟正^①，会宗三阳四渎长^②。

①正：正中线，指支沟穴的位置。

②长：指四渎穴距它前后穴的距离大。

阳池为本经第4穴，在腕背侧远端横纹上，指伸肌腱的尺侧缘凹陷中。阳池为原气所过和留止之处，性善扶正祛邪，能祛除三焦热邪，振奋三焦元气，治疗三焦热盛，循经上扰所致的头面五官疾患及热邪伤阴之消渴等。直刺0.3～0.5寸，多施以泻法或平补平泻法，宜灸。外关为本经第5穴，在前臂后区，腕背侧远端横纹上2寸，尺骨与桡骨间隙中点。外关为全身重要穴位之一，临床应用广泛。其为手少阳三焦经之络穴，八脉交会穴之一，通于阳维脉，阳维主一身之表，因此外关穴是治疗外感表证之主穴、要穴，功善疏风清热解表，是治疗少阳三焦郁火上攻所致头面五官疾患和本经脉循行通路上的病变之常用穴。直刺0.5～1寸，多施以泻法，不宜灸。支沟为本经第6穴，在腕背侧远端横纹上3寸，尺骨与桡骨间隙中点。支沟为手少阳三焦经经气所循行之经穴，善调理诸气，凡气机不调所致之病症，该穴皆能治之，尤善治疗胸胁疼痛及便秘。直刺0.5～1寸，多施以平补平泻法或泻法，不宜用补法，不宜灸。会宗为本经第7穴，在腕背侧远端横纹上3寸，尺骨桡侧缘。会宗为手少阳三焦经气血深聚之郄穴，善清本经之瘀热，有祛瘀通络、清热安神之功，主要用于上肢疼痛、痫证及耳聋等。直刺0.5～1寸，多施以泻法，可灸。三阳络为本经第8穴，在腕背侧远端横纹上4寸，尺骨与桡骨间隙中点。该穴善宣通手少阳经气血，通经开窍镇痛，是治疗三焦经经气猝然闭阻所致的暴喑、暴聋以及风火牙痛之常用穴。直刺0.5～1寸，多施以泻法，可灸。四渎为本经第9穴，在肘尖下5寸，尺骨与桡骨间隙中点。该穴具有通经宣痹、开窍镇痛的作用，是治疗三焦经经气猝然闭阻所致的暴喑、暴聋、猝痛之常用穴。直刺1～1.5寸，多施以泻法，可灸。

天井清冷渊消泺，臑会肩髎天髎堂[①]。

①堂：正屋，此处喻胸腔，指天髎穴在胸腔上面。

天井为本经第10穴，在肘尖上1寸凹陷中。天井为三焦经脉气所入之合穴，是治疗三焦经实热证之常用穴，也是治疗瘰疬之经验效穴。直刺0.5～1寸，多施以平补平泻法，宜灸。清冷渊为本经第11穴，在肘尖与肩峰角连线上，肘尖上2寸。该穴功善清热泻火，常用于三焦之实热证。直刺0.5～1寸，多施以泻法，可灸。消泺为本经第12穴，在肘尖与肩峰角连线上，肘尖上5寸。该穴具有清热泻火、通经止痛的作用，常用于三焦火盛上炎所致的经气循行部位之病变。直刺1～1.5寸，可灸。臑会为本经第13穴，在肩峰角下3寸，三角肌的后下缘。臑会为手少阳与阳维脉之会穴，具有通经散结的作用，是治疗瘰疬、瘿气及肩臂疼痛之常用穴。直刺1～1.5寸，多施以平补平泻法，可灸。肩髎为本经第14穴，在肩峰角与肱骨大结节两骨间凹陷中。该穴善疏风通络、舒筋利节，是治疗肩痛不能抬举之常用穴。直刺1～1.5寸，多施以平补平泻法，宜灸。天髎为本经第15穴，在肩胛骨上角骨际凹陷中。该穴为手足少阳与阳维脉之会，善疏风通络，是治疗肩胛、项部筋脉不舒，疼痛拘急之常用穴。直刺或向上斜刺0.5～0.8寸，多施以平补平泻法，宜灸。

天牖翳风瘈脉青[1]，颅息角孙耳门乡。

[1]青：指耳后"青筋"动脉。

天牖为本经第16穴，在颈部，横平下颌角，胸锁乳突肌的后缘凹陷中。该穴具有散风清热、清头利窍的作用，是治疗风火上扰头窍所致诸疾之常用穴。直刺0.5～1寸，多施以平补平泻法，可灸。翳风为本经第17穴，在颈部，耳垂后方，乳突下端前方凹陷中。翳风为手足少阳经之交会穴，性善祛风，有疏风清热降逆、祛风通络聪耳之功，是治疗风火上攻所致头面实热证之常用穴，亦是治疗痄腮和呃逆之经验穴。直刺0.5～1寸，多施以泻法，不宜灸。瘈脉为本经第18穴，在角孙与翳风沿耳轮弧形连线的上1/3与下2/3交点处。该穴具有清热散风的作用，是治疗头风、耳疾之常用穴。平刺0.3～0.5寸，或点刺出血，不宜灸。颅息为本经第19穴，在角孙与翳风沿耳轮弧形连线的上1/3与下2/3交点处。该穴具有清热散风、镇静安神的作用。直刺或平刺0.3～0.5寸，多施以平补平泻法，可灸。角孙为本经第20穴，在耳尖正对发际处。该穴具有清热解毒的作用，常用于三焦毒热炽盛所致的头面五官肿痛等症，亦是痄腮的经验效穴。直刺或平刺0.3～0.5寸，多施以泻法或点刺出血，亦可灯火灸。耳门为本经第21穴，在耳屏上切迹与下颌骨髁突之间的凹陷中。该穴功善疏通耳之经络，通窍开耳，是治疗邪犯耳窍所致的各种耳疾之要穴。直刺0.5～1寸，多施以平补平泻法，不宜灸。

和髎耳前锐发处，丝竹眉梢不须量。

耳和髎为本经第22穴，在鬓发后缘，耳郭根的前方，颞浅动脉的后缘。耳和髎为手足少阳、手太阳之会，具有疏风清热、消肿止痛的作用，可治疗风热上犯所致的五官疾病。直刺或平刺0.3～0.5寸，可灸。丝竹空为本经第23穴，在眉梢的凹陷中。丝竹空为手少阳三焦经之末穴，与足少阳胆经相交接，为手足少阳经之交会穴，联系着二经之经气，是治疗三焦气机失调，枢机不利所致诸疾之常用穴。直刺0.3～0.5寸，多施以泻法或平补平泻，不宜灸。

（十一）足少阳胆经

【歌赋】

少阳足经瞳子髎，四十四穴行迢迢，

听会上关颔厌集，悬颅悬厘曲鬓翘，
率谷天冲浮白次，窍阴完骨本神邈，
阳白临泣目窗辟，正营承灵脑空摇，
风池肩井渊腋部，辄筋日月京门标，
带脉五枢维道续，居髎环跳风市招，
中渎阳关阳陵穴，阳交外丘光明宵，
阳辅悬钟丘墟外，足临泣地五侠溪，
第四趾端窍阴毕。

【注解及临床应用】

少阳足经瞳子髎，四十四穴行迢迢①。

①行（háng）迢迢（tiáo）：行，指路。行迢迢，指胆经循行路线较长。

足少阳胆经总计44穴。第1穴是瞳子髎，在目外眦外侧0.5寸凹陷中。瞳子髎为手、足少阳经之交会穴，居于眶骨外侧处，善治各种目疾。

听会上关颔厌集①，悬颅悬厘曲鬓翘②。

①集：停留的意思，这里指胆经上行到颔厌穴，不再上行而折向下行。

②翘：抬起、仰起，即本经从曲鬓开始，又仰起（翘起）上行。

听会是本经第2穴，在耳屏间切迹与下颌骨髁突之间的凹陷中。该穴具有疏风清热、通窍利耳的作用，因其位于耳前，为胆经入耳中、出走耳前之处，故善治耳疾。直刺0.5～1寸，多施以泻法，不宜灸。上关是本经第3穴，在颧弓上缘凹陷中。该穴为手足少阳、足阳明之所会，具有通关开窍、疏风清热的作用，善治疗头面诸疾，为治疗口噤不开、齿痛之要穴。直刺0.3～0.5寸，多施以平补平泻法，可灸。颔厌是本经第4穴，在从头维至曲鬓的弧形连线的上1/4与下3/4交点处。该穴为手足少阳、足阳明之所会，具有清热散风、镇静止痉的作用，常用于治疗头痛、眩晕等症。直刺或向后平刺0.3～0.5寸，多施以泻法，可灸。悬颅是本经第5穴，在从头维至曲鬓的弧形连线中点处。该穴为手足少阳、足阳明之所会，具有疏风清热、息风镇静的作用，常用于治疗风热胆火所致的头晕目眩和头面诸疾。直刺或向后平刺0.5～1寸，多施以泻法，可灸。悬厘是本经第6穴，在从头维至曲鬓的弧形连线的上3/4与下1/4交点处。该穴具有通络止痛的作用，主要用于头部侧面肿痛之疾。直刺或向后平刺0.5～1寸，多施以平补平泻法，可灸。曲鬓是本经第7穴，在耳前鬓角发际后缘与耳尖水平线的交点处。曲鬓为足少阳胆经和足太阳经之交会穴，具有祛风清热、通络开噤的作用，常用于风热上攻头面肿痛之疾。直刺或向后平刺

0.5～1寸，多施以泻法，可灸。

率谷天冲浮白次^①，窍阴完骨本神邀^②。

①次：次序，指天冲穴、浮白穴依次排列。

②本神邀：邀，迎候，半路拦截。本经下行到完骨穴，复折而上行至目上阳白穴，途经本神穴。本神邀，犹如本神穴在途中迎候之意。

率谷是本经第8穴，在耳尖直上入发际1.5寸。率谷为足少阳经和足太阳经之交会穴，具有祛风清热的作用，常用于偏头痛的治疗，对醉酒头痛、烦满呕吐而不能食有特效。直刺或平刺0.5～1寸，多施以平补平泻法，可灸。天冲是本经第9穴，在耳根后缘直上，入发际2寸。天冲为足少阳胆经与足太阳经之所会，具有祛风定惊的作用，长于治疗癫痫头痛。直刺或平刺0.5～1寸，多施以泻法，可灸。浮白是本经第10穴，在耳后乳突的后上方，从天冲至完骨的弧形连线的上1/3与下2/3交点处。浮白为足少阳经与足太阳经之会穴，针之可疏调二经之经气，祛邪达表，化痰散结，一般用于外感风热之疾，临床用之较少。直刺或平刺0.5～1寸，多施以泻法。头窍阴是本经第11穴，在从天冲穴至完骨穴的弧形连线的上2/3与下1/3交点处。头窍阴为手足少阳与足太阳之所会，具有清热散风、宣通头窍的作用，常用于面部诸窍之疾。直刺或平刺0.5～1寸，多施以泻法，不宜灸。完骨是本经第12穴，在耳后乳突的后下方凹陷中，为足少阳、足太阳之所会。完骨为足少阳与足太阳之所会，功善疏风清热、通络止痛，常用于风热之邪上犯所致的头项五官疾患。直刺或向下斜刺0.5～1寸，多施以平补平泻法，可灸。本神是本经第13穴，在前发际上0.5寸，头正中线旁开3寸。该穴为足少阳与阳维脉之所会，具有疏风清热、镇静安神之功，尤善镇静安神，临床常用于头痛、头晕、癫痫等疾患。平刺0.5～0.8寸，可灸。

阳白临泣目窗辟，正营承灵脑空摇。

阳白是本经第14穴，在眉上1寸，瞳孔直上。该穴为足少阳胆经与阳维脉之所会，针之能疏通二经之经气，善祛风明目，常用于目疾的治疗。平刺0.5～1寸，多施以平补平泻法，可灸。头临泣为本经第15穴，在头部，前发际上0.5寸，瞳孔直上。该穴为足少阳、足太阳、阳维脉之所会，功善疏散头目在表之风邪，是治疗目鼻诸疾之常用穴，亦是多泪之要穴。平刺0.5～1寸，多施以平补平泻法，可灸。目窗为本经第16穴，在前发际上1.5寸，瞳孔直上。该穴为足少阳、阳维脉之会，是治疗风热所致目疾、头痛之常用穴。平刺0.5～1寸，多施以平补平泻法，可灸。正营为本经第17穴，在前发际上2.5寸，瞳孔直上。该穴为足少阳与阳维脉之所会，有疏风清热之功，可用于风热上攻所致的头痛、眩晕、齿痛之疾。平刺0.5~1寸，多施以平补平泻法，可灸。承灵为本经第18穴，在前发际上4寸，瞳孔直上。该穴为足少阳与阳维脉之所会，具有祛风清热、通络利窍的作用，常用于治疗风热上犯头目，壅遏鼻窍之疾。平刺0.3~0.5寸，多施以平补平泻法，不宜灸。脑空为本经第19穴，横平枕外隆凸的上缘，风池直上。该穴为足少阳与阳维脉之所会，具有祛风通窍安神的作用，针刺之能祛头风、通头窍、安脑神。平刺0.5~1寸，多施以泻法，不宜灸。

风池肩井渊腋部[1]，辄筋日月京门标[2]。

①渊腋部：部，此处作"居"解。渊腋部，即渊腋穴居身侧肋间软肉处。

②标：原指树梢。本经由胸侧转向腰背侧，以本穴为末端，又折向腹侧。标，此指边端。

风池为本经第20穴，在胸锁乳突肌上端与斜方肌上端之间的凹陷中。风池是全身重要穴位之一，为手足少阳、阳维之所会，其为风邪停蓄之处，祛风之要穴，无论外感风邪，还是内动肝风，皆可取之。向鼻尖方向斜刺0.5~1寸，或向对侧眼球方向斜刺0.8~1.2寸，多施以泻法，不宜灸。该穴深部中间为延髓，必须严格掌握针刺的角度和深度。肩井为本经第21穴，在第7颈椎棘突与肩峰最外侧点连线的中点。肩井为手足少阳与阳维脉之所会，性善通降，具有理气通络、催产通乳的作用，是治疗肩胛部痹痛和足痿之要穴，亦是胎产乳疾之常用穴。直刺0.3~0.5寸，斜刺0.5~1寸，注意针刺深度，深部为肺尖，不可深刺，多施以平补平泻法，宜灸。渊腋为本经第22穴，在第4肋间隙，腋中线上。该穴具有理气行郁的作用，常用于胸胁部经气郁滞所致的胸满胁痛等症，临床用之较少。平刺0.5~0.8寸，多施以平补平泻法，不宜灸。辄筋为本经第23穴，在第4肋间隙中，腋中线前1寸。该穴具有理气宽胸、和胃降逆的作用，主要用于肺气不宣和肝胆气郁所致的喘满胁痛之疾，但临床用之较少。平刺0.5~0.8寸，多施以平补平泻法，可灸。日月为本经第24穴，在第7肋间隙中，前正中线旁开4寸。日月为胆腑之募穴，与胆腑相通，具有疏肝利胆、理气降逆的作用，长于治疗肝胆之实证、热证。平刺0.5~0.8寸，多施以平补平泻法，可灸。京门为本经第25穴，在第12肋骨游离端的下际。京门为足少阳脉气之所发，肾之精气汇聚于胸腹部之募穴，因此具有益肾利水的作用，是治疗肾不化气，水液代谢障碍所致诸疾之常用穴。斜刺0.5~1寸，多施以补法，可灸。

带脉五枢维道续^①，居髎环跳风市招^②。

①续：连接下去。

②招：打手势叫人或说明问题，此处是指风市取穴用中指按压之势。

带脉为本经第26穴，在第11肋骨游离端垂线与脐水平线的交点上。该穴为足少阳与带脉之会，功善调经止带，是治疗带脉病和妇人经带疾患之常用要穴。直刺1~1.5寸，多施以补法或泻法，可灸。五枢为本经第27穴，横平脐下3寸，在髂前上棘内侧。该穴为足少阳与带脉之所会，具有调理下焦，调经止带的作用，常用于治疗寒疝和经带之疾。直刺1~1.5寸，多施以平补平泻法，宜灸。维道为本经第28穴，在髂前上棘内下0.5寸。该穴为足少阳与带脉之会，具有调经止带、通利水道的作用，是治疗冲任不调和三焦水道不通之常用穴。直刺1~1.5寸，多施以平补平泻法，宜灸。居髎为本经第29穴，在髂前上棘与股骨大转子最凸点连线的中点处。该穴为足少阳与阳跷脉之交会，功善疏通下肢经络，长于治疗下肢不遂。直刺1.5~2寸，多施以平补平泻法，可灸。环跳为本经第30穴，在股骨大转子最凸点与骶管裂孔连线的外1/3与内2/3交点处。环跳是治疗腰腿疾患的重要穴位，具有通经活络的作用，其为足少阳与足太阳经之交会穴，功善疏通二经之经气，为治疗下肢痿痹不遂之要穴、主穴。直刺2~3寸，多施以泻法，宜灸。风市为本经第31穴，直立垂手，掌心贴于大腿时，在中指尖所指凹陷中，髂胫束后缘。该穴善祛风通络，以祛风见长，为治疗下肢风痹疼痛之要穴。直刺1~2寸，多施以泻法，可灸。

中渎阳关阳陵穴，阳交外丘光明宵^①。

①宵：夜。此处指光明穴的作用是能使眼睛复明。

中渎为本经第32穴，在腘横纹上7寸，髂胫束后缘。该穴具有通经活络的作用，一般用于下肢痿痹不遂之疾。直刺1~2寸，多施以平补平泻法，可灸。膝阳关为本经第33穴，在股骨外上髁后上缘，股二头肌腱与髂胫束之间的凹陷中。该穴位于膝关节外侧，功善舒筋利节，常用于治疗膝关节疾病。直刺1~1.5寸，多施以平补平泻法，宜灸。阳陵泉为本经第34穴，在腓骨小头前下方凹陷中。阳陵泉是胆经之合穴，且是八会之筋会，因此该穴有强筋骨、通经络、利关节的作用，可用于治疗各种筋病及关节病。阳陵泉还是胆腑之下合穴，"合治内腑"，故可疏肝解郁，清肝利胆，用于各种肝胆疾病的治疗。直刺1~2寸，多施以泻法或平补平泻法，可灸。阳交为本经第35穴，在外踝尖上7寸，腓骨后缘。阳交为足少阳与阳维脉之会，且为阳维脉之郄穴，功善疏肝利胆、定惊安神，可用于治疗胁痛、足胫疼痛。直刺1~1.5寸，多施以泻法，可灸。外丘为本经第36穴，在外踝尖上7寸，腓骨前缘。外丘为足少阳胆经气血深聚之郄穴，性善清利，有清肝利胆、通经活络之功，为治疗胆经急证、痛证之要穴。直刺0.5～1寸，多施以泻法，可灸。光明为本经第37穴，在外踝尖上5寸，腓骨前缘。光明为足少阳胆经别走足厥阴肝经之络穴，能沟通表里二经之经气，足厥阴肝经连目系，肝开窍于目，而足少阳胆经起于目外眦，其经别系目系，故该穴是治疗眼病之要穴。直刺0.5～1寸，多施以平补平泻法，不宜灸。

阳辅悬钟丘墟外[1]，足临泣地五侠溪。

[1]外：指足外廉或足外踝。

阳辅为本经第38穴，在外踝尖上4寸，腓骨前缘。阳辅为足少阳胆经之经穴，性善疏通，有理气通络之功，是治疗足少阳经经气郁滞所致诸疾之要穴。直刺1～1.5寸，多施以平补平泻法，不宜灸。悬钟为本经第39穴，在外踝尖上3寸，腓骨前缘。悬钟穴为八会之髓会，脑为髓之海，故可治疗头晕、头痛、痴呆、智力发育不全等病症。因骨能生髓，髓能生血，所以该穴可治疗贫血、白血病等疾患。足少阳经循颈项，过胸胁，其经别上夹咽，所以该穴还能治疗颈项、胸胁、咽喉病。悬钟穴舒筋活络的作用极强，故又可治疗下肢痿痹、半身不遂等下肢疾病。直刺1～2寸，常施以平补平泻法或补法。丘墟为本经第40穴，在外踝的前下方，趾长伸肌腱的外侧凹陷中。丘墟为脏腑原气所过和留止胆经之原穴，功善疏肝利胆、通经活络，为治疗肝胆气郁、实热、湿热所致诸疾之要穴。直刺0.5～1寸，或透刺照海，多施以泻法，不宜灸。足临泣为本经第41穴，在第4、第5跖骨底结合部的前方，第5趾长伸肌腱外侧缘凹陷中。足临泣为足少阳胆经之输穴，"输主体重节痛"，故可用于治疗肝胆风热上扰所致的头面五官病及经脉循行部位之疾患。胆之经筋系于膺乳，而肝主疏泄，故该穴能疏肝气、通乳络而消胀止痛，其又为八脉交会穴之一，通于带脉，故善调带脉而治疗妇科病证。直刺0.5～0.8寸，多施以平补平泻法，可灸。地五会为本经第42穴，在第4、第5跖骨间，第4跖趾关节近端凹陷中。该穴具有清泄肝胆、通经活络的作用，主要用于肝胆郁热，风火上攻所致的头面五官疾患。直刺0.5～0.8寸，多施以泻法或点刺出血，不宜灸。侠溪为本经第43穴，在第4、第5趾间，趾蹼缘后方赤白肉际处。侠溪为足少阳胆经经气所溜之荥水穴，"荥主身热"，具有清胆泻火的作用，故该穴可治疗热病、乳痈以及肝胆风热上扰所致的头面五官疾患与经脉循行部位之疾患。直刺或斜刺0.3～0.5寸，或点刺出血，多施以泻法，不宜灸。

第四趾端窍阴毕。

足窍阴为本经第44穴，在第4趾末节外侧，趾甲根角侧后方0.1寸。足窍阴为足少阳胆经脉气所出之井金穴，具有泄热通窍的作用，是治疗肝胆火热上扰五官清窍所致诸疾之常用穴。直刺0.1~0.2寸，临床多施以泻法，或点刺出血，不宜灸。

（十二）足厥阴肝经

【歌赋】

> 一十四穴足厥阴，大敦行间太冲侵，
> 中封蠡沟中都近，膝关曲泉阴包临，
> 五里阴廉急脉穴，章门常对期门深。

【注解及临床应用】

一十四穴[①]足厥阴，大敦行间太冲侵[②]。

①一十四穴：原歌赋为"一十三穴足厥阴"，参考《类经图翼》《医宗金鉴》等书，少了"急脉"一穴，故此处改为"一十四"。

②侵：侵淫，或侵寻，有渐进之意。

足厥阴肝经共计14穴。大敦为第1穴，在大趾末节外侧，趾甲根角侧后方0.1寸。大敦为足厥阴肝经经气所出之井木穴，泻之能疏理下焦，调理冲任，灸之则能暖肝而温下元，为治疗前阴病和妇科病之常用穴，尤对崩漏及疝气甚效。直刺0.1~0.2寸，泻之或点刺出血，宜灸。行间为本经第2穴，在第1、第2趾之间，趾蹼缘的后方赤白肉际处。行间为肝经经气所溜之荥火穴，本经之子穴，"实则泻其子""荥主身热"，故该穴性善清泻，长于清肝泻火，凡肝经、肝脏之火皆可用之，是清肝的要穴。直刺或斜刺0.5~1寸，多施以泻法，不宜灸。太冲为本经第3穴，在第1、第2跖骨间，跖骨底结合部前方凹陷中，或触及动脉搏动。太冲是全身大穴之一，临床应用十分广泛，为足厥阴肝经所注之输土穴，原气所过和留止之原穴，"五脏有疾也，当取之十二原"，泻之可治疗肝阳上亢、肝胆火旺或肝风内动引起的肝经之实证，补之则可以治疗肝血亏虚、肝阴不足导致的各种虚证，具有调节肝脏和肝经之虚实的作用。直刺0.5~1寸，多施以泻法或平补平泻法，可灸。

中封蠡沟中都近[①]，膝关曲泉阴包临[②]。

①近：指中都穴接近蠡沟穴。

②临：居高处，朝向低处。意为阴包穴在膝上股内居高临下。

中封为本经第4穴，在胫骨前肌肌腱的内侧缘凹陷中。中封为足厥阴肝经脉气所行之经金穴，具有理气通络、清热利湿的作用，主要用于肝经经脉郁滞不畅和肝经湿热下注所致诸疾。直刺0.5～1寸，多施以泻法或平补平泻法，可灸。蠡沟为本经第5穴，在内踝尖上5寸，胫骨内侧面的中央。蠡沟为足厥阴肝经别走足少阳经之络穴，其通调二经之经气，具有清肝利湿的作用，是治疗前阴病之常用穴。平刺0.5～1寸，或补或泻，泻之清肝利湿，补之滋养肝血，可灸。中都为本经第6穴，在内踝尖上7寸，胫骨内侧面的中央。中都为足厥阴肝经气血深聚之郄穴，功善疏通肝经之气血而疏肝理气、活血调经，主要用于肝郁血瘀所致的妇科病。平刺0.5～1寸，多施以泻法，宜灸。膝关为本经第7穴，在胫骨内侧髁的下方，阴陵泉后1寸。该穴位居膝关节屈伸之要所，功善通利关节，是治疗膝关节病之常用穴。直刺1～1.5寸，多施以平补平泻法，宜灸。曲泉为本经第8穴，在腘横纹内侧端，半腱肌肌腱内缘凹陷中。曲泉为足厥阴肝经经气所入之合水穴，本经之母穴，具有疏肝活血、清热利湿、补肝养血的作用，可治疗肝经虚实之证。直刺1～1.5寸，可灸。阴包为本经第9穴，在髌底上4寸，股内肌与缝匠肌之间。该穴功善理气活血、疏理下焦，主要用于膀胱疾病和妇科病。直刺1～1.5寸，多施以平补平泻法，可灸。

五里阴廉急脉^①穴，章门常对^②期门深。

①急脉：在原歌赋中此处为"羊矢"一穴，羊矢为经外奇穴，不属于肝经的穴位，其漏掉了急脉。《类经图翼》："急脉自《甲乙经》以下诸书皆无，是遗误也。"故将"羊矢穴"改为"急脉穴"。

②常对：指左右章门穴按一定的规律相对着。常，规律、准则。

足五里为本经第10穴，在气冲直下3寸，动脉搏动处。该穴功善清利肝经湿热，主要用于肝经湿热所致的阴囊湿痒、癃闭等症，因位置较高，取穴不便，临床较少用之。直刺1～2寸，多施以泻法，可灸。阴廉为本经第11穴，在气冲直下2寸。该穴有活血调经的作用，但其位置在大腿根部，取穴不便，临床较少用之。直刺0.8～1寸，多施以平补平泻法，宜灸。急脉为本经第12穴，横平耻骨联合上缘，前正中线旁开2.5寸。该穴主要用于前阴病的治疗，但其位置取穴不便，临床较少用之。直刺0.5～0.8寸，多施以平补平泻法，宜灸。章门为本经第13穴，在第11肋游离端的下际。章门为脾之募穴，八会之脏会，肝胆经之交会穴，为脏气出入之门户，是主治脏病之要穴，具有疏肝理气、健脾和胃的作用，主要用于治疗肝胆疾患和脾胃病。直刺0.8～1寸，可灸。期门为本经第14穴，在第6肋间隙，前正中线旁开4寸。期门是肝之募穴，又是足厥阴、足太阴、阴维脉之所会，因此该穴具有疏肝理气、化瘀散结、健脾和胃的作用，性善疏肝、清肝、泻肝，常用于治疗肝气郁结，失于疏泄导致的各种病证。斜刺或平刺0.5～0.8寸，不可深刺，以免伤及内脏，可灸。

（十三）任脉

【歌赋】

> 任脉三八起阴会，曲骨中极关元锐。
> 石门气海阴交仍，神阙水分下脘配。
> 建里中上脘相连，巨阙鸠尾蔽骨下。
> 中庭膻中慕玉堂，紫宫华盖璇玑夜。
> 天突结喉是廉泉，唇下宛宛承浆舍。

【注解及临床应用】

任脉三八①起阴会②，曲骨中极关元锐。

①三八：任脉从会阴穴开始，共有二十四穴，三八即指二十四。

②阴会：指会阴穴。

任脉总计24穴。本经脉第1穴是会阴穴，男性在阴囊根部与肛门连线的中点，女性在大阴唇后联合与肛门连线的中点。该穴具有苏厥醒神、调理任督、清利湿热的作用，但其位置在前后二阴之间，取穴不便，一般不用，主要用于急救，如癫狂、惊痫及溺水窒息等。直刺0.5～1寸，多施以泻法，或点刺出血，可灸。曲骨为第2穴，在耻骨联合上缘，前正中线上。该穴在下腹部，内应膀胱和内生殖器，为任脉与足厥阴经之会，是治疗泌尿生殖系统疾病之常用穴。排尿后直刺1～1.5寸，多施以平补平泻法，可灸。中极为第3穴，在脐中下4寸，前正中线上。该穴位于小腹，内应膀胱和胞宫，为任脉与足三阴经之交会穴，又是膀胱之募穴，故主要用于膀胱病及男女泌尿生殖系统疾病。排尿后直刺1～2寸，以平补平泻法或泻法为常用，可灸。关元为本经第4穴，在脐中下3寸，前正中线上。关元是全身重要穴位，用途十分广泛，尤善补虚及治疗男女生殖系统疾病。该穴当"肾间动气"之处，别名"丹田"，大补元阳，可培补元气，回阳救逆，治疗元阳虚衰证、中风脱证、赢瘦无力以及虚劳之疾。关元穴邻近胞宫和膀胱，为任脉与足三阴之交会穴，故可以治疗妇科病、男性病及小便异常。其还是小肠之募穴，可通利二便，治疗二阴病。排尿后直刺1～2寸，多施以补法，尤其适宜灸法。

石门气海阴交仍①，神阙水分下脘配②。

①阴交仍：指阴交穴是任脉、足少阴肾经和冲脉之会，乃是三脉之会。仍，

此处作"三"解。《太玄·玄数》："九属，一为玄孙，二为曾孙，三为仍孙，四为子，五为身是也。"

②下脘配：配，相当。意即神阙、水分、下脘三穴的距离相当。

石门为本经第5穴，在脐中下2寸，前正中线上。石门为三焦精气汇聚于腹部之募穴，功善调理三焦之气化，清利下焦之湿热，为治疗下焦湿热所致二便异常及生殖系疾病之常用穴。直刺1～2寸，多施以泻法，可灸。气海为本经第6穴，在脐中下1.5寸，前正中线上。气海乃生气之海，元气之所会，故有补气、调气之功，该穴位于下焦"丹田"部位，主要用于肝、脾、肾三脏之气亏虚和真气不足所产生的气虚之证，是治疗一切真气不足、脏器虚惫、中气下陷、久疾不愈之常用穴和下焦气机失调之要穴。直刺1～3寸，多用补法或平补平泻法，尤适宜艾灸，孕妇慎针禁灸。阴交为本经第7穴，在脐中下1寸，前正中线上。阴交为任、冲与足少阳三经之会穴，功善温下元、调经血，是治疗妇科病之常用穴。直刺1～2寸，多用平补平泻法或补法，宜灸，孕妇慎针禁灸。神阙为本经第8穴，在脐中央。该穴居于脐中，乃人体生命之门，灸之温阳救逆、开窍醒神，可用于治疗中风脱证、四肢厥冷、尸厥等。神阙位于上下之枢，近于肠胃，所以还有健脾和胃、理肠止泻的作用，可治疗腹痛、水肿、久泄、脱肛等。因该穴属任脉，任脉起于胞中，近于下焦之处，故对小便不禁、产后尿闭及妇女不孕等甚效。该穴历代禁针不可刺，尤适宜各种灸法的运用。水分为本经第9穴，在脐中上1寸，前正中线上。该穴位于脐中上1寸，饮食入胃至此恰逢水谷分离处，具有通调水道、宣泄水湿之功，可治疗中焦水谷运化失常所致诸疾。直刺1～2寸，多施以平补平泻法，宜灸。下脘为本经第10穴，在脐中上2寸，前正中线上。该穴性善疏通，有消食化滞、和中理气之功，主要用于饮食停滞，脾虚不运而致的肠胃病。直刺1～2寸，多施以平补平泻法，宜灸，孕妇中晚期禁灸。

建里中上脘相连，巨阙鸠尾蔽骨[①]下。

①蔽骨：蔽，遮掩，有掩护心脏的意思。蔽骨，骨骼名，指胸骨剑突。

建里为本经第11穴，在脐中上3寸，前正中线上。该穴具有健脾和胃、化湿消积的作用，常用于治疗脾失健运，湿聚食积胃腑所致诸症。直刺1～2寸，多施以泻法，宜灸。中脘为本经第12穴，在脐中上4寸，前正中线上。中脘是全身重要穴位之一，用途极为广泛，尤其对于各种消化系统疾病和慢性疾病的治疗，中脘穴十分重要。中脘为胃之募穴，八会穴之腑会，且是任脉与手太阳、手少阳、足阳明经之交会穴，功善调理脾胃，是治疗一切脾胃病和各种慢性病、腑病之常用要穴。直刺1～2寸，多施以平补平泻法，宜灸。上脘为本经第13穴，在脐中上5寸，前正中线上。上脘为任脉与足阳明、手少阳之交会穴，性善降泄，治胃兼能利膈，偏于治上。直刺1～1.5寸，多施以平补平泻法，宜灸。巨阙为本经第14穴，在脐中上6寸，前正中线上。巨阙为心之募穴，位近膈肌，内应胃腑，针之能宽胸理气、和胃降逆、宁心安神，是治疗心胸、脾胃之疾和心神疾患之常用穴，亦是心痛之效穴。向下斜刺0.5～1寸，多施以平补平泻法，可灸。鸠尾为本经第15穴，在剑胸结合下1寸，前正中线上。鸠尾为任脉之络穴，性善调和，用之能宽胸理气、和胃降逆以调和上下，通调任督、调和阴阳以调和前后，是治疗痫证之主穴、要穴，亦是治疗心胸病之常用穴。向下斜刺0.5～1寸，多施以平补平泻法，不宜灸。

中庭膻中慕玉堂，紫宫华盖璇玑夜[1]。

[1]夜：夜晚，指璇玑犹如魁星在夜里闪闪发光。

中庭为本经第16穴，在剑胸结合中点处。该穴具有宽胸理气、降逆止呕的作用，常用于治疗气机失调之胃、心、胸疾病。平刺0.5～1寸，多施以平补平泻法，可灸。膻中为本经第17穴，横平第4肋间隙，前正中线上。膻中为八会之气会，又是心包之募穴，位于胸部，邻近心肺，因此具有宽胸理气、宣肺化痰、行气活血的作用，可用于治疗心、肺及胸部疾病。其居于两乳之间，对局部有行气、活血、通络之功，故治疗乳房疾病甚效。直刺0.3～0.5寸，或向下斜刺0.5～1.5寸，多施以平补平泻法，可灸。玉堂为本经第18穴，横平第3肋间隙，前正中线上。穴居于胸部，内应肺系，具有宽胸理气、肃肺降逆、止咳利咽之功，主要用于肺气上逆之咳喘。平刺0.3～0.5寸，多施以平补平泻法，可灸。紫宫为本经第19穴，横平第2肋间隙，前正中线上。该穴内应心肺，主要用于肺失宣降之咳喘喉痹之疾，临床用之较少。平刺0.3～0.5寸，多施以平补平泻法，可灸。华盖为本经第20穴，横平第1肋间隙，前正中线上。该穴居于胸部，内通肺气，有宣肺止咳、化痰平喘之功，主要用于肺失宣降之咳喘，临床用之较少。平刺0.3～0.5寸，多施以平补平泻法，可灸。璇玑为本经第21穴，在胸骨上窝下1寸，前正中线上。该穴性善清利，有清肺利咽之功，常用于治疗咽喉诸疾，临床用之较少。平刺0.3～0.5寸，多施以平补平泻法，可灸。

天突结喉[1]是廉泉，唇下宛宛承浆舍[2]。

[1]结喉：位于颈部前方正中向外突起的地方，相当于喉头的甲状软骨处。
[2]舍：这里作"穴"解。

天突为本经第22穴，在胸骨上窝中央，前正中线上。该穴上连咽喉，内应气道，为任脉与阴维脉之会，性善清降，具有降逆化痰、清利咽喉、通利肺胃的作用，是治疗咽喉疾病之要穴。先直刺0.2～0.3寸，然后将针尖转向下方，紧贴胸骨后方刺入，不宜提插捻转，可灸。廉泉是本经第23穴，在喉结上方，舌骨上缘凹陷中，前正中线上。该穴在舌根近于咽喉部，是任脉与阴维脉之交会穴，阴维脉上达咽喉与舌根，故能通利咽喉，具有清咽利舌的作用，是治疗咽喉舌疾之主穴、要穴。向舌根斜刺0.5～1寸，多施以泻法，不宜灸。承浆为本经第24穴，在颏唇沟的正中凹陷处。承浆为任脉与督脉、手足阳明之交会穴，具有祛风通络、生津敛液的作用，常用于面口诸疾和流涎。斜刺0.3～0.5寸，多施以平补平泻法，可灸。

（十四）督脉

【歌赋】

> 督脉中行二十八，长强腰俞阳关密。
> 命门悬枢脊中枢，筋缩至阳灵台逸。
> 神道身柱陶道长，大椎平肩二十一。
> 哑门风府脑户深，强间后顶百会率。
> 前顶囟会上星圆，神庭素髎水沟窟。
> 兑端开口唇中央，龈交唇内任督毕。

【注解及临床应用】

督脉中行①二十八②，长强腰俞阳关密③。

①中行（háng）：指中央、中间、正中。

②二十八：此处原歌赋为"督脉中行二十七"，少了"中枢"一穴，根据《医宗金鉴》改为"二十八"，填补了"中枢"。在2006年又将经外奇穴"印堂"归入了督脉，因此督脉应有二十九穴，但此处仍根据《医宗金鉴》内容未加改动。

③密：密布、幽深，引申为隐蔽的地方。

督脉行于人身后正中线上，总计28穴（现督脉是29穴，印堂原为经外奇穴，新国标依据其定位和主治作用将其归入督脉，因此原28穴就成为当今的29穴）。长强是本经第1穴，在尾骨端与肛门连线的中点处。长强为督脉之络穴，具有通调任督、补肾壮阳的作用，临床主要用于痔疾、便血、脱肛等肛门疾患。针尖向上与骶骨平行刺入0.5～1寸，注意不要刺入直肠，慎灸。腰俞为本经第2穴，正对骶管裂孔，后正中线上。该穴位于骶部，邻近肛门，内应膀胱、胞宫，功善理气通络、疏理下焦，善治前后二阴和腰骶疾患。向上斜刺0.5～1寸，多施以平补平泻法，可灸。腰阳关为本经第3穴，在第4腰椎棘突下凹陷中，后正中线上。该穴具有补肾温阳的作用，主要用于下焦阳气亏虚所致的腰痛、阳痿、遗精、痛经、带下诸疾。直刺1～1.5寸，多施以补法，宜灸。

命门悬枢脊中枢，筋缩至阳灵台逸①。

①逸（yì）：隐逸、隐居，这里当居住解。此处指穴位所在的部位。

命门为本经第4穴，在第2腰椎棘突下凹陷中，后正中线上。该穴在两肾之间，乃"元气之根本，生命之门户"，故有补肾壮阳之效，主治肾阳虚衰所致的妇科病及男性病。肾主水，司二便，主骨生髓，所以该穴治疗前后二阴病、腰腿痛及水肿亦甚效。督脉为阳脉之海，六阳经均交会于督脉，所以该穴还具有通调阳气、宣散解表的作用。直刺0.5～1寸，多施以补法，尤适宜灸法。悬枢为本经第5穴，在第1腰椎棘突下凹陷中，后正中线上。该穴具有强腰健脊、温肾健脾的作用，主要用于腰脊强痛的治疗，临床用之较少。直刺1～1.5寸，多施以平补平泻法，宜灸。脊中为本经第6穴，在第11胸椎棘突下凹陷中，后正中线上。该穴主要用于腰脊强痛的治疗，临床较少用之。向上斜刺0.5～1寸，多施以平补平泻法，可灸。中枢为本经第7穴，在第10胸椎棘突下凹陷中，后正中线上。该穴具有通督强腰的作用，主要治疗腰脊强痛。向上斜刺0.5～1寸，多施以平补平泻法，可灸。筋缩为本经第8穴，在第9胸椎棘突下凹陷中，后正中线上。该穴内应于肝脏，位于肝俞之间，肝胆为风木之脏，肝主筋，故可治疗肝风内动，筋脉挛缩之病证，临床主要用于狂痫瘛疭、痉挛筋缩诸疾。向上斜刺0.5～1寸，多施以平补平泻法，可灸。至阳为本经第9穴，在第7胸椎棘突下凹陷中，后正中线上。该穴正当横膈部位，上可宽胸理气而治疗肺病，下可疏肝利胆而治疗肝胆疾患，为退黄之要穴。因督脉并行脊中，所以该穴能治疗脊强、腰背痛。直刺0.5～1寸，多施以泻法或平补平泻法，宜灸。灵台为本经第10穴，在第6胸椎棘突下凹陷中，后正中线上。该穴具有温通心阳、清心泻火的作用，主要用于疔疮的治疗。向上斜刺0.5～1寸，泻之或点刺放血，可灸。

神道身柱陶道长①，大椎平肩二十一。

①长：这里指身柱穴与陶道穴之间的距离较大。

神道为本经第11穴，在第5胸椎棘突下凹陷中，后正中线上。神道在心俞、神堂之间，为心神出入之道，功善养心安神，常用于心神疾病的治疗。直刺0.5～1寸，可灸。身柱为本经第12穴，在第3胸椎棘突下凹陷中，后正中线上。该穴内应肺脏，位于两肺俞之间，所以能宣肺降逆、止咳平喘而治疗咳喘。因肺主皮毛，该穴有清热宣肺的作用，所以又能治疗疔疮发背。因穴属督脉，督脉入脑，所以还可以治疗癫狂、惊厥、瘛疭等神志类疾病。向上斜刺0.5～1寸，多施以泻法，可灸。陶道为本经第13穴，在第1胸椎棘突下凹陷中，后正中线上。陶道为督脉与足太阳之交会穴，泻之能疏通二经之经气，具有清热解表的作用，临床主要用于风热外感和疟疾的治疗。向上斜刺0.5～1寸，多施以泻法，可灸。大椎为本经第14穴，在第7颈椎棘突下凹陷中，后正中线上。该穴为督脉与手、足三阳之会，阳主表，用之可通阳解表，是外感病退热之要穴。督脉和手、足三阳交于大椎，取之既可以助少阳之枢，又能启太阳之闭，从而和解少阳，驱邪外出，是治疗疟疾的常用穴。大椎位于背部，近心肺，可宣通肺气，治疗咳喘气逆。督脉行于项背，该穴也位于项部，可用于治疗项强、角弓反张。督脉入属于脑，脑为元神之府，故该穴治疗神志病亦甚效。此外，大椎还可用于骨蒸盗汗、五劳虚损等病症的治疗。斜刺0.5～1寸，多施以泻法，或点刺放血，宜灸。

哑门风府脑户深[1]，强间后顶百会率[2]。

①深：这里指针刺穴位的深度。意即针刺哑门、风府、脑户等穴要掌握适当的深度，不宜过深，更不宜斜向上方深刺，以免刺伤延髓而发生医疗事故。

②率（lù）：标准，规格。在这里是指强间、后顶、百会等穴，选穴各有标准和规格。

哑门为本经第15穴，在第2颈椎棘突上际凹陷中，后正中线上。哑门为督脉与阳维脉之会，功善利咽开喑、醒神开窍，为回阳九针之一，故常用于喑哑、失语、神志病的治疗，也常用于后头部及后项强痛的治疗。正坐位，头微前倾，项部放松，向下颌方向缓慢刺入0.5～1寸，不可向上深刺，以免刺入枕骨大孔而伤及延髓，可灸。风府为本经第16穴，在枕外隆凸直下，两侧斜方肌凹陷中。风府是督脉、足太阳、阳维脉之交会穴，为祛风之要穴，既可以疏散外风，又可平息内风。该穴又为十三鬼穴之一，具有醒神开窍、息风宁神的作用，故可治疗肝风内动，上扰神明之癫狂、痫证、中风。向下颌方向斜刺入0.5～1寸，不可向上深刺，以免刺入枕骨大孔而伤及延髓，可灸。脑户为本经第17穴，在枕外隆凸的上缘凹陷中。脑户为督脉与足太阳之交会穴，二脉皆联系于脑，具有息风潜阳的作用，主要用于肝风内动所致之疾，临床用之较少。平刺0.5～1寸，多施以泻法，不宜灸。强间为本经第18穴，在后发际正中直上4寸。该穴具有清热息风的作用，主要用于风热上扰清窍之疾，但临床用之较少。平刺0.5~1寸，多施以泻法，可灸。后顶为本经第19穴，在后发际正中直上5.5寸。该穴具有息风定惊的作用，主要用于头部疾患和癫狂之疾，但临床用之较少。平刺0.5~1寸，多施以泻法，可灸。百会为本经第20穴，在前发际正中直上5寸。该穴在头顶之上，又名三阳五会，手足少阳、足太阳三阳经以及足厥阴和督脉交会于此，因此具有清头散风、开窍宁神、平肝息风的作用，可用于治疗神志病，以及肝阳上亢、肝风上扰和风热上攻所引起的头部疾患。百会位于颠顶，人身最高处，为督脉之极、诸阳之会，故用之可升提阳气，益气固脱。平刺0.5~1寸，多施以平补平泻法，可灸。

前顶囟会上星圆[①]，神庭素髎水沟窟[②]。

①圆：圆形，比喻上星穴在圆形如豆的凹陷处。

②窟：穴也。

前顶为本经第21穴，在前发际正中直上3.5寸。该穴具有清热散风的作用，主要用于风热上攻所致的头部疾患，临床用之较少。平刺0.5~1寸，多施以泻法，可灸。囟会为本经第22穴，在前发际正中直上2寸。该穴功善清头散风，主要用于风热所致的头部疾患，临床用之较少。平刺0.5~1寸，多施以平补平泻法，可灸。上星为本经第23穴，在前发际正中直上1寸。该穴尤善清热凉血，是治疗风热上攻所致鼻衄之特效穴。平刺0.5~1.5寸，多施以泻法或点刺出血，可灸。神庭为本经第24穴，在额前部发际正中直上0.5寸。该穴为督脉、足太阳、足阳明之所会，具有镇静安神的作用，常用于神志类疾病的治疗。平刺0.5~1寸，多施以泻法，或点刺出血，可灸。素髎为本经第25穴，在鼻尖正中。素髎位于鼻尖，用之可清热而通利鼻窍，用于治疗鼻病，又能苏厥醒神开窍，治疗昏厥惊风等急性病。直刺0.3~0.5寸，多施以平补平泻法或点刺出血，禁灸。水沟为本经第26穴，在人中沟的上1/3与下2/3交界处。该穴又名人中、鬼宫，是临床治疗神志病的急救要穴。因其位于口鼻之间，能沟通任督阴阳经气以协调阴阳，且督脉入属于脑，故该穴可开窍启闭，宁心安神。该穴属督脉，因此具有宣通督脉、疏利腰脊的作用。水沟是督脉与手、足阳明经之交会穴，手、足阳明经循于口、齿、鼻、面部，故又可治疗头面五官病。向上斜刺0.3~0.5寸，多施以雀啄术。

兑端开口唇中央，龈交唇内任督毕[①]。

①毕：结束，完毕。

兑端为本经第27穴，在上唇结节的中点。该穴具有清胃泻热、定惊止痛的作用，常用于治疗口齿疾患与癫狂之疾，临床用之较少。向上斜刺0.2~0.3寸，多施以泻法或点刺出血，禁灸。龈交为本经第28穴，在上唇系带与上牙龈的交点。龈交为任督二脉和足阳明经之交会穴，具有清热泻火的作用，可用于胃火炽盛所致的口齿疾患与癫狂诸疾，但临床用之较少。另外，根据该穴反应点，还常将其用于急性腰扭伤和痔疾的治疗。施以点刺或割治，禁灸。

二、临床意义

本歌赋记述了十四经脉所属穴位，每一经基本是按起止顺序记述（除了足太阳膀胱经背部第3行穴位顺序略有改动），均按标准穴名一一记载，这是针灸初学者的入门捷径，乃是历来学习针灸者需要背诵的主要歌诀之一。歌赋用词凝练，言简意赅，从而使针灸学习者能够轻松而牢固地记忆各经穴名称。"凡诸孔穴，名不徒设，皆有深意。"深入掌握经穴命名的意义，对进一步掌握经穴实质特性有着重要的临床价值。

本歌赋诞生于明代，当时载有359个经穴，至清代又补充了2个，2006年又将经外奇穴"印堂"列入了督脉，故当代经穴数目为362个。

第九节　百穴法歌

【歌赋】

手之太阴经属肺，尺泽肘中约纹是，
列缺侧腕寸有半，经渠寸口陷脉记。
太渊掌后横纹头，鱼际节后散脉里，
少商大指内侧寻，相距如韭此为美。
手阳明经属大肠，食指内侧号商阳，
本节前取二间定，本节后勿三间忘。
歧骨陷中寻合谷，阳溪腕中上侧详，
三里曲池下二寸，曲池曲肘外辅当，
肩髃肩端两骨觅，五分夹孔取迎香。
足阳明分胃之经，头维本神寸五分，
颊车耳下八分是，地仓侠吻四分临，
伏兔阴市上三寸，阴市膝上三寸针。
三里膝下三寸取，上廉里下三寸主，
下廉上廉下三寸，解溪腕上系鞋处，

冲阳陷谷上三寸，　陷谷庭后二寸举，
内庭次趾外间求，　厉兑如韭足次趾。
足之太阴经属脾，　隐白大趾内角宜，
大都节前白肉际，　太白核骨下陷为。
公孙节后一寸得，　商丘踝下前取之，
内踝三寸阴交穴，　阴陵膝内辅下施。
手少阴兮心之经，　少海肘内节后明，
通里掌后才一寸，　神门掌后锐骨精。
手太阳兮小肠索，　小指外端取少泽，
前谷外侧本节前，　后溪节后仍外侧。
腕骨腕前起骨下，　阳谷锐下腕中得，
小海肘端去五分，　听宫耳珠如菽侧。
太阳膀胱何处看，　睛明目内眦角畔，
攒竹两眉头陷中，　络却后发四寸半。
肺俞三椎膈俞七，　肝俞九椎之下按，
肾俞十四椎下旁，　膏肓四五三分算。
委中膝腘约纹中，　承山腨下分肉断，
昆仑踝下后五分，　金门踝下陷中撰。
申脉踝下筋骨间，　可容爪甲慎勿乱。
少阴肾兮安所觅，　然谷踝前骨下识，
太溪内踝后五分，　照海踝下四分的。
复溜内踝上二寸，　向后五分太溪直。
手厥阴兮心包络，　曲泽肘内横纹求，
间使掌后三寸量，　内关二寸始无错，
大陵掌后两筋间，　中冲中指之端度。
手少阳兮三焦论，　小次指间名液门，
中渚次指本节后，　阳池表腕有穴存。
腕后二寸外关络，　支沟腕后三寸闻，
天井肘上一寸许，　角孙耳郭开口分，
丝竹眉后陷中按，　耳门耳缺非虚文。
足少阳胆取听会，　耳前陷中分明揣，
目上入发际五分，　临泣之穴于斯在。
目窗泣上一寸存，　风池发后际中论，
肩井骨前看寸半，　带脉肋下寸八分。

环跳髀枢寻宛宛，风市髀外两筋显，
阳陵膝下一寸求，阳辅踝上四寸远。
绝骨踝上三寸从，丘墟踝前有陷中，
临泣侠溪后寸半，侠溪小次歧骨缝。
厥阴肝经在何处，大敦拇趾有毛聚，
行间骨间动脉中，太冲节后有脉据，
中封一寸内踝前，曲泉纹头两筋著。
章门脐上二寸量，横取六寸看两旁，
期门乳旁一寸半，直下寸半二肋详。
督脉水沟鼻柱下，上星入发一寸止，
百会正在顶之颠，风府后发一寸里。
哑门后发际五分，大椎第一骨上存，
腰俞二十一椎下，请君仔细详经文。
任脉中行正居腹，关元脐下三寸录，
气海脐下一寸半，神阙脐中随所欲。
水分脐上一寸求，中脘脐上四寸取，
膻中两乳中间索，承浆宛宛唇下搜。

本歌赋首见于明初陈会所著撰的《神应经》中，后在《针灸大成》引入，在《类经图翼》中名为《十四经针灸要穴歌》。百穴是指在十四经中选择一百多个重点穴，法指各穴的取穴方法，故称《百穴法歌》。本歌赋在十四经上共选用了111个常用穴，并且说明了腧穴的位置和取法。除任、督二脉外，在十二经上以五输穴为多，共计54个，头面部穴位有15个，躯干部穴位有9个，其他部位穴位有19个。

本歌赋摘录于《神应经》。

【注解及临床应用】

手之太阴经属肺，尺泽肘中约纹是，
列缺侧腕寸有半，经渠寸口陷脉记。
太渊掌后横纹头，鱼际节后散脉里，
少商大指内侧寻，相距如韭此为美。

手太阴经当属肺。

尺泽为手太阴肺经之合穴，在肘横纹上，肱二头肌腱桡侧缘凹陷中。尺泽为肺经之合穴，"合主逆气而泄"，又穴性属水，为本经之子穴，根据"实则泻其子"的原则，凡肺经有热所致肺气上逆之咳喘、胸部胀满，热伤肺络所致的咳血、潮热及肺热上壅所致的咽喉肿痛等，均可泻尺泽以治之。取用该穴还可清肺胃、调气机、止吐泻。另外，尺泽穴治疗筋挛臂痛极效。

列缺是手太阴肺经之络穴，又是八脉交会穴之一，通于任脉，在手腕横纹上1.5寸处。因列缺为络穴，别走手阳明经，手阳明经从手走颈项达头面，入下齿中，故可宣肺解表、祛风通络，治疗外邪所致的头面五官及颈项病。其又是八脉交会穴，通于任脉，任脉起于胞宫，出于会阴，与肾相联系，肺属金，又为肾水之母，故又可治疗前阴病。根据"穴位所在，主治所在"的理论，该穴治疗手腕疼痛及无力甚效。

经渠是手太阴肺经之经穴，在腕掌侧远端横纹上1寸。该穴在五行为金，功善宣降肺气而治气逆于上之咳喘，开郁通经而疗经气郁滞之痹证，尤长于开郁通经，凡因本经经气壅郁不调所致诸症皆可取本穴以调之。

太渊是手太阴肺经之原穴，又是八会之脉会，在腕掌侧远端横纹桡侧，桡动脉搏动处。因其为本经之原穴，亦为本经之母穴，故治疗肺气虚诸症甚效。太渊又为八会之脉会，故可治疗血脉闭阻无脉症。

鱼际为手太阴肺经之荥穴，在第1掌骨桡侧中点赤白肉际处。因其为肺经之荥穴，"荥主身热"，所以具有清肺热的作用，凡外感风热、燥热伤肺，或阴虚内热，热伤肺络等所导致的病证，均可取鱼际治之。

少商为手太阴肺经之井穴，在拇指末节桡侧，指甲根角侧上方0.1寸。因其为井穴，故外感风热所引起的咳嗽、咽喉肿痛、失音、鼻衄等均可取少商点刺出血，散风清热以治之。"井主心下满"，故该穴还可治疗中风昏迷、癫狂等。少商穴是十三鬼穴之一，故其又是开窍安神定惊的主穴。

这部分记载了手太阴肺经中的重要穴位，手太阴肺经总计11个穴位，此处共记载了6个穴位，包括了本经所有的五输穴和络穴，这些就是本经脉中最重要的穴位，若能掌握这些，也就掌握了手太阴肺经的基本用穴。

手阳明经属大肠，食指内侧号商阳，
本节①前取二间定，本节后勿三间忘。
歧骨②陷中寻合谷，阳溪腕中上侧详，
三里曲池下二寸，曲池曲肘外辅当，
肩髃肩端两骨觅，五分夹孔取迎香。

①本节：指手部的掌指关节（或足部的跖趾关节）在手背部（或足背部）外形的隆起处，手、足各十个本节。

②歧（qí）骨：指两骨末端互相交合的部分，状如分枝。

手阳明当属大肠。

商阳为手阳明大肠经之井穴，在食指末节桡侧，指甲根角侧上方0.1寸。因其为手阳明经之井穴，手阳明为多气多血之经，其为病多燥火，故点刺该穴可治疗燥热或火邪上炎引起的头面五官病。手阳明大肠经与手太阴肺经相表里，该穴为井穴，在五行中属金，有宣肺解表、泄热开窍的功效，故还常用于热病、昏迷等的治疗。

二间为手阳明大肠经之荥穴，在第2掌指关节桡侧远端赤白肉际处。二间为手阳明经所溜之荥穴，在五行为水，为本经之子穴，故针之可泻本经之实热，功善清热消肿，善于治疗风热或肺肠积热所致的五官诸窍病证，尤长于治疗阳明燥热所引起的鼻衄。

三间为手阳明大肠经之输穴，在第2掌指关节桡侧近端凹陷中。该穴为手阳明所溜之荥穴，在五行为水，为本经子穴，故刺之能泻本经实热，功善清热消肿，善于治疗风热或肺肠积热所致的五官诸窍病证。

合谷是手阳明大肠经之原穴，在第2掌骨桡侧的中点。合谷为手阳明经之原穴，阳明经多气多血，原穴气血充盛，手阳明上于面部，因此合谷善治头面五官疾患，有"面口合谷收"之用。妇女以血为本，妇科疾病多由气滞血瘀所致，合谷为手阳明大肠经原气所发，所以善于调和气血、通经止痛，可用于妇科病的治疗。因其为手阳明大肠经之原穴，"十二原者，主治五脏六腑之有疾者也"，故可治疗大肠腑病。阳明经多气多血，合谷善于调和气血、通经止痛，故又可用于半身不遂或上肢痛证等。手阳明大肠经与手太阴肺经相表里，肺主表，主外感邪气在表诸疾，取之解表通络以祛邪，故其亦是治疗外感表证的主穴。

阳溪为手阳明大肠经之经穴，在腕区，腕背侧远端横纹桡侧，桡骨茎突远端。该穴为经穴，其五行属火，因此针之可清泻阳明之邪热，又可通调本经经气而活络，常用于腕臂疼痛之病症。因该穴属火，火乃肝之子、土之母，因此泻之可清心肝之火，补之可健脾祛痰，用于癫、狂、痫证的治疗。

手三里在肘横纹下2寸，阳溪与曲池连线上，是临床常用的重要穴位。手三里长于疏经通络，治疗经络病，如外邪侵袭，血凝气滞引起的上臂及肩背部疼痛，或手臂不仁、上肢瘫痪，均可取该穴，其为治疗上肢痿痹证的要穴之一。另外，该穴又能和胃利肠，治疗腹部诸疾，如腹痛、腹泻、食谷不化等。

曲池为手阳明大肠经之合穴，当屈肘时，在肘横纹桡侧端外凹陷中。曲池为本经之合穴，行气活血、通经活络的作用较强，其五行属土，土乃火之子，泻之具有清热作用，所以该穴既可以清本经之热而治头面五官病，清大肠腑热而治泄泻、痢疾、肠痈等，又可清全身之热而用于热病。阳明经多气多血，又与手太阴肺经相表里，故该穴可调和气血、疏风解表，治疗风邪蕴于肌肤所引起的瘾疹等皮肤病。另外，曲池穴性善游走通导，走而不守，长于宣气行血、搜风逐邪、通络利节，为调和气血、舒筋利节之要穴，常用于气血痹阻经脉之偏瘫、痹证、手臂痿废不用以及手指痉挛等病症。

肩髃穴在肩部，在肩峰外侧前缘与肱骨大结节两骨间凹陷中，该穴虽然不是特定穴，但也是治疗肩部疾病的重要穴位。肩髃穴是手阳明经与阳跷脉之会，阳跷脉主司运动，阳明经筋结于肩部，该穴处于肩部，故是治疗肩臂疼痛、手臂挛急不举、半身不遂的常用要穴。

迎香为手阳明大肠经之末穴，亦为手足阳明经之交会穴，是治疗鼻疾的首选穴位，其在鼻翼外缘中点旁，鼻唇沟中。该穴位于鼻旁，大肠与肺相表里，肺开窍于鼻，故能宣利鼻窍，是治疗鼻病之要穴。迎香穴在面部，为手足阳明经之交会穴，手足阳明经上于头面，又皆是多气多血之经，故该穴为治疗面部疾病之常用主穴。另外，该穴还是治疗胆道蛔虫症及面痒、身痒之症的效验穴。

这部分记载了手阳明大肠经常用的重要穴位，本经共有20个腧穴，此处记载了手阳明大肠经所有五输穴、原穴之特定穴，另外还有手三里、肩髃、迎香3个常用的重要穴位，共9个穴位，掌握了这些，就掌握了手阳明大肠经的基本用穴。

> 足阳明兮胃之经，头维本神寸五分，
> 颊车耳下八分是，地仓侠吻四分临，
> 伏兔阴市上三寸，阴市膝上三寸针。
> 三里膝下三寸取，上廉①里下三寸主，
> 下廉②上廉下三寸，解溪腕③上系鞋处，
> 冲阳陷谷上三寸，陷谷庭后二寸举，
> 内庭次趾外间求，厉兑如韭足次趾。

①上廉：此指上巨虚。上巨虚原名巨虚上廉，始见于《灵枢·本输》。
②下廉：此指下巨虚。下巨虚原名巨虚下廉，始见于《灵枢·本输》。
③腕：指足腕部，即踝关节。

足阳明当属胃。

头维穴在头部，额角发际直上0.5寸，头正中线旁开4.5寸（本神穴在前正中线旁开3寸，头维穴即在本神穴旁开1.5寸）。头维穴为足阳明与足少阳之交会穴，其位于前头部，功善疏风泻热、清头明目，常用于治疗头痛、头晕及

眼疾。

颊车穴在下颌角前上方一横指处凹陷中，当闭口咬紧牙时咬肌隆起，放松时按之有凹陷处。颊车在面部，穴属足阳明，其性善祛风开窍、清热消肿，是临床治疗口眼㖞斜、牙痛、口噤之常用要穴。

地仓在口角旁开4分处是穴。地仓位于口角旁，且为手足阳明经、阳跷脉之交会穴，故是治疗面、口疾病之主穴。

伏兔在股前区，髌底上6寸，髂前上棘与髌底外侧端的连线上。该穴属足阳明胃经，具有祛风散寒、疏通经络的作用，位于大腿之处，善于疏通局部经络，主治下肢经脉通路上气血运行不畅之证，如下肢痿痹不遂、膝股麻木等。

阴市穴在髌底上3寸，股直肌肌腱外侧缘。阴市为足阳明胃经脉气所发，位居膝关节上方，功善温经散寒、疏经利节，可治疗少腹及膝股之阴寒诸疾，对于寒湿者尤效。

足三里为足阳明胃经之合穴，胃的下合穴，四总穴之一，是全身重要穴位之一，在犊鼻下3寸，犊鼻与解溪连线上。足三里为本经之合穴，胃腑之下合穴，具有健脾和胃、运化水湿的作用，主治脾胃病和水湿疾患，故有"肚腹三里留"之说。脾胃为气血生化之源，阳明多气多血，故该穴可补益气血，治疗气血亏虚引起的各种虚证。脾为生痰之源，肺为储痰之器，足三里为土中之土穴，补之可培土生金、健脾益肺、化痰止咳，治疗虚证咳喘。"治痿独取阳明"，该穴又是治疗下肢痿痹之主穴。脾胃为后天之本，后天强健，则气血旺盛，阴阳调和，故该穴能强身健体，预防疾病，尤其灸之而效佳。

上巨虚为大肠的腹募穴，在足三里下3寸，犊鼻与解溪连线上。上巨虚为大肠下合于胃经之穴，性主清下，功善清热利湿，通腑化滞，调理肠胃，为治疗大肠病、胃腑病和下肢足阳明经病之常用穴。

下巨虚为小肠的腹募穴，在上巨虚下3寸，当犊鼻与解溪连线上。下巨虚性主清下，能清泻肠胃之热邪而分利水湿，尤长于分清泌浊，为治疗小肠腑病和下腹胀痛之要穴。

解溪穴为足阳明胃经之经穴，在踝关节前面中央凹陷中，踇长伸肌腱与趾长伸肌腱之间。解溪为足阳明胃经之经火穴，亦为本经之母穴。泻之能清阳明热邪，热清则气升火降、神安风定，可治疗胃火上炎之头目诸疾，补之则能扶脾和胃。解溪为足阳明胃经之经穴，针之能疏通本经之经气，舒筋利节，根据"经脉所过，主治所及"之理，该穴可治疗头面、下肢及踝关节周围病变。

冲阳为足阳明胃经之原穴，在第2跖骨基底部与中间楔骨关节处，可触及足背动脉。冲阳为足阳明经之原穴，针之可健脾化湿、和胃安神，主治脾胃虚弱之证。针泻该穴还有疏经通络的作用，用于治疗经脉病变，如足跗肿痛、足痿无力等。

陷谷为足阳明胃经之输穴，在第2、第3跖骨间，第2跖趾关节近端凹陷中。陷谷为足阳明经气所注之输木穴，因"输主体重节痛"，针刺之能健脾化湿、和胃降逆，主治脾虚水停，浊气上逆所致诸疾。

内庭为足阳明胃经之荥穴，在第2、第3趾间，趾蹼缘后方赤白肉际处。内庭为荥穴，"荥主身热"，故针刺该穴既可清阳明经之邪热，治疗齿痛龈肿、咽喉肿痛、鼻衄等经络病，又可泻阳明腑热，治疗胃肠腑症，如能食易饥、便秘、腹痛、腹胀等。

厉兑为足阳明胃经之井穴，在足第2趾末节外侧，指甲根角侧后方0.1寸。厉兑为金井穴，金为土之子，故为本经之子穴，"实则泻其子"，故凡胃经实热证，皆可泻该穴而引火下行，以泻经热，用于治疗头面五官病及热病。另外，泻之还能泻火化痰、宁心开郁，可治梦魇、癫狂之证。

这部分记载了足阳明胃经中部分重要穴位，足阳明胃经共计45穴，此处共记载了13个穴位，包括足阳明胃经之全部五输穴及原穴，还有头面部的头维、颊车、地仓、伏兔、阴市、上巨虚、下巨虚7个穴位。由于本经脉穴位较多，又因足阳明胃经多气多血，故临床常用的穴位也较多，此处所记载的重要穴位尚不全面，若再加上天枢、梁门、丰隆、条口，那么本经重要穴位也就较为全面了。

足之太阴经属脾，隐白大趾内角宜，
大都节前白肉际，太白核骨下陷为。
公孙节后一寸得，商丘踝下前取之，
内踝三寸阴交穴，阴陵膝内辅下施。

足太阴当属脾。

隐白为足太阴脾经之井穴，在足大趾末节内侧，趾甲根角侧后方0.1寸。隐白为足太阴经之井木穴，具有健脾和胃、疏肝理气的作用。该穴为土木穴，脾统血，肝藏血，井开窍，前阴为九窍之一，故对生殖系统出血甚效，如尿血、月经过多、崩漏等。隐白为阳经交于阴经之穴，气血俱旺，用之能开窍醒神，治疗神志病，如癫狂、梦魇、晕厥等，其为十三鬼穴之一。

大都为足太阴脾经之荥穴，在足第1跖趾关节远端赤白肉际凹陷中。大都为本经之母穴，功善温补，补之则能健运脾气，调和中焦，育阴血而清虚热，为脾虚之要穴，可治疗胃痛、腹胀、完谷不化、泄泻等。

太白为足太阴脾经之原穴、输穴，在足第1跖趾关节近端赤白肉际凹陷中。其为足太阴经的输穴、原穴，五行属土，具有健脾和胃、理气化湿的作用，主要用于脾胃病的治疗，如胃痛、腹胀、便秘、呕吐等。"输主体重节痛"，故该穴又可治疗关节痛、脚气病等。

公孙为足太阴脾经之络穴，且为八脉交会穴之一，通于冲脉，在足第1跖骨底的前下缘赤白肉际处。其为足太阴经之络穴，联络足阳明胃经，主要作用是调理脾胃，为治疗消化系统疾病的主穴之一，脾胃虚弱引起的饮食不化、腹胀、泄泻、水肿等均可取该穴治疗。公孙又是八脉交会穴之一，通于冲脉，合于胃、心、胸部位，冲脉起于胞中，至胸中而散，足太阴脾经又上注于心，故该穴可治疗胃、心、胸部位的疾病。

商丘为足太阴脾经之经穴，在足内踝前下方，当舟骨结节与内踝尖连线中点凹陷中。商丘为经金穴，乃本经之子穴，故善调脾利湿，调理本经之经气，用于治疗脾湿证和脾之经病，尤长于治疗脾之经病。

三阴交是脾、肝、肾三经的交会穴，在内踝尖上3寸，当胫骨内侧面的后缘。该穴是全身重要穴位之一，也是男女生殖系统疾病的特效穴位。足太阴脾经属脾络胃，上注于心，三阴交为肝、脾、肾三条阴经之交会穴，故可治疗肝、脾、肾、心的病变。足太阴脾经之循行过下肢，脾主四肢、肌肉，肝主筋，肾主骨，故该穴可治疗下肢痿痹、半身不遂。"治风先治血，血行风自灭"，针刺该穴既可活血祛风，又可以健脾利湿，所以可用于湿疹、荨麻疹等皮肤病的治疗。

阴陵泉为足太阴脾经之合穴，在小腿内侧，胫骨内侧髁下缘与胫骨内侧缘之间的凹陷中。其为足太阴经之合穴，在五行属水，应于肾，因此具有健脾益气、利湿消肿的作用，可治疗腹胀、暴泻、水肿、黄疸等。遗精和小便失禁或由于肾虚精关不固，膀胱失于约束，或由于气虚下陷，气不摄精而致，可取该穴健脾益气、补肾固肾而治之。因该穴在膝部，故可治疗膝痛。

这部分记载了足太阴脾经的重要穴位，足太阴脾经共计21个穴位，此处记载了本经所有的五输穴、络穴公孙和一个重要的交会穴三阴交，基本上囊括了本经的重要穴位，若再加上地机、血海，本条经脉的重要穴位也就较为全面了。

手少阴兮心之经，少海肘内节后明，
通里掌后才一寸，神门掌后锐骨①**精。**

①掌后锐骨：指豌豆骨。

手少阴当属心。

少海为心经之合穴，横平肘横纹，肱骨内上髁的前缘处取穴。其为心经之合穴，心主血脉，主神志，故可养心安神、通络止痛，治疗心脏病和心神病，如心痛、癫狂、痫证等。该穴还具有通经活络的作用，可以治疗经脉病，如肘臂挛痛、麻木、四肢不举及手颤等。

通里穴为心经之络穴，在腕掌侧远端横纹上1寸，尺侧腕屈肌腱的桡侧缘。通里为手少阴经之络穴，补之能养心血、益心神、健脑益智，泻之则能清心火、通心络、安心神，具有双向调节作用，为治疗神志病，心和其经脉、络脉循行处病变，以及心火下移小肠诸症之要穴，尤长于治疗心神病变。

神门穴为心经原穴、输穴，在腕前区，腕掌侧远端横纹尺侧端，尺侧腕屈肌腱的桡侧缘。神门为手少阴心经脉气所注之输土穴，心脏原气所过和留止之原穴，能补能泻，心之虚证、实证均可取之，功善清心泻火、养血安神，为治疗失眠、癫痫、痴呆、癫狂等心神疾病之要穴。

这部分记载了手少阴心经的重要穴位，本经共计9个穴位，此处记载了3个穴位——1个原穴、1个合穴和1个络穴，这3个穴位临床应用最多，若再加上荥穴少府和井穴少冲，本经脉的重要穴位就较为完善了。

手太阳兮小肠索，小指外端取少泽，
前谷外侧本节前，后溪节后仍外侧。
腕骨腕前起骨下[①]**，阳谷锐**[②]**下腕中得，**
小海肘端去五分，听宫耳珠如菽侧。

①起骨下：指三角骨下面。

②锐：指锐骨，即豌豆骨。

手太阳是小肠经。

少泽穴是手太阳小肠经之井穴，在小指末节尺侧，指甲根角侧上方0.1寸。少泽为手太阳小肠经之经金穴，点刺出血或者泻之，有清热解郁、开窍醒神之功，为阳实郁闭之神志病变的急救穴之一。针刺之还能通行乳汁，促使乳汁分泌，治疗乳汁少及乳痈。

前谷穴为手太阳小肠经之荥穴，在第5掌指关节尺侧远端赤白肉际凹陷中。前谷为手太阳小肠经之荥水穴，性主清散，善于清热散风、通经活络，用于治疗外感风热病，局部取穴主要治疗掌指疾患，远端取穴主要治疗面颊及咽喉诸窍病证。

后溪穴为手太阳小肠经之输穴，且为八脉交会穴之一，通于督脉，半握拳，掌远侧横纹头（尺侧）赤白肉际处取穴。后溪为手太阳经之输穴，"输主体重节痛"，因此该穴可治疗手太阳小肠经循行通路上的疼痛之症，尤其肩痛，因为手太阳小肠经在肩部广泛循行，故其治疗手太阳小肠经之肩痛甚效。因后溪为八脉交会穴，通于督脉，督脉贯脊，入脑抵腰，故针刺该穴可通督镇静、醒神定志，用于治疗癔症、痫病以及精神病等。另外，该穴还有解表清热、祛邪截疟的作用，因此还常用于外感表证及疟疾等的治疗。

腕骨为手太阳小肠经之原穴，在第5掌骨底与三角骨之间的赤白肉际凹陷中。腕骨为原穴，泻之能宣散太阳经气，太阳主开，故有清热散风之功，主治外感风热之证。该穴还有舒筋活络的作用，常用于本经脉拘急之症，如臂腕挛急、五指拘挛、腕关节疼痛等。

阳谷穴为手太阳小肠经之经穴，在尺骨茎突与三角骨之间的凹陷中。阳谷穴为手太阳小肠经之经火穴，性善疏通，泻之能清热泻火，用之可通经行气、舒筋通络，常用于治疗手太阳小肠经热盛及筋脉不利诸症。

小海穴为手太阳小肠经之合穴，在尺骨鹰嘴与肱骨内上髁之间凹陷处。小海穴为手太阳小肠经脉气所入之合土穴，亦为本经之子穴，功善清热祛风、舒筋活络，为治疗小肠热盛及小肠经循行通路上的病变之常用穴，尤长于治疗本经所过部位之病证，如颈、肩、臂、肘等疼痛。

听宫穴是手太阳小肠经之末穴，在耳屏正中与下颌骨髁突之间的凹陷中。听宫为手足少阳、手太阳之交会穴，三条经脉均入耳中，故该穴为治疗耳疾的主穴。又因手太阳与手少阴心经相表里，心主神明，故该穴亦可以治疗神志病。

这部分记载了手太阳小肠经的重要穴位，本经共计19个穴位，此处记载了7个穴位，包括本经脉中所有的五输穴（5个）、原穴腕骨（1个），还有听宫穴，以上7个确为临床常用的重要穴位，若再加上郄穴养老和络穴支正，那么本经脉的常用穴位也就较为完备了。

太阳膀胱何处看，睛明目内眦角畔，
攒竹两眉头陷中，络却后发四寸半。
肺俞三椎膈俞七，肝俞九椎之下按，
肾俞十四椎下旁，膏肓四五[①]三分[②]算。
委中膝腘约纹中，承山腨[③]下分肉断，
昆仑踝下后五分，金门踝下陷中撰。
申脉踝下筋骨间，可容爪甲慎勿乱。

①四五：指第4、第5胸椎。

②三分：指背部夹脊第3行。

③腨：指腿肚子。

足太阳是膀胱经。

睛明穴是足太阳膀胱经第1个穴位，在目内眦内上方眶内侧壁凹陷中。睛明是足太阳、手太阳、足阳明、阴跷脉、阳跷脉之交会穴，位置在内眼角，其性轻清，功专疏风清热、通络明目，是治疗眼病之常用效穴。因足太阳膀胱经行于背腰部，根据"经脉所过，主治所及"之理，该穴还可治疗腰痛。

攒竹为本经第2个穴位，在眉头凹陷中，额切迹处。该穴在眉头凹陷处，下近于眼部，上近于眶上及前额部，因此可治疗眼疾、眉棱骨及前额部疾病。又因足太阳膀胱经循行于腰部，根据"经脉所过，主治所及"之理，该穴又可治疗腰部疾病。

络却穴在前发际正中直上5.5寸，旁开1.5寸。此处言之后发际四寸半的位置则不当，从后发际应是6.5寸，前发际是5.5寸。该穴具有清头散风的作用，常用于治疗风邪侵袭头部所致头晕、目眩、耳鸣之疾。

肺俞是肺的背俞穴，在第3胸椎棘突下旁开1.5寸。该穴是肺脏之气输注于背部之处，与肺脏内外相应，因此是治疗肺脏病的重要腧穴。肺为华盖之府，主气、主表，外合于皮毛，鼻为肺之窍，故可治疗外感病、皮肤病及鼻病。

膈俞穴是膈肌的背俞穴，且为八会之血会，在第7胸椎棘突下旁开1.5寸。膈俞为膈肌的背俞穴，位于横膈，膈之功在于膈塞上下，使气与谷不相乱也，膈间气机以降为顺，又食道下行，亦有膈肌穿过，故用之能开通关膈，降逆和胃，治疗痞塞诸病。该穴又为血之会，有和血理血的作用，可用于各种血证，根据"治风先治血，血行风自灭"之理，该穴亦是治疗皮肤病之要穴。

肝俞是肝的背俞穴，在第9胸椎棘突下旁开1.5寸。该穴是肝脏之精气输注于背部的腧穴，故可治疗肝脏疾病。因肝开窍于目，主筋，藏血，因此还常用于眼疾、血证及筋脉病的治疗。

肾俞为肾的背俞穴，在第14椎棘突下（即第2腰椎棘突下）旁开1.5寸。肾俞为肾之精气输注之处，功专补肾，为补肾之专穴、强身健体之要穴，既能补肾滋阴，填精益髓，强筋壮腰，明目聪耳，又能温补肾阳，补肾培元，涩精止带，化气行水。

膏肓穴在第4胸椎棘突下，后正中线旁开3寸。膏肓为补虚之要穴，具有滋阴扶阳、益气养血、补虚培元的作用，是治疗五劳七伤、诸虚百损之常用穴。

委中穴为足太阳膀胱经的合穴，膀胱下合穴，是临床常用的重要穴位，为四总穴之一，在腘横纹中点，当股二头肌腱与半腱肌腱中间。委中为足太阳膀胱经脉气所入之合土穴，又是四总穴之一，别名血郄，性善疏泄清降，常以放血为用。针之能清热达邪，祛除经脉之外邪，疏畅经络之经气，有舒筋活络、强腰健膝之功。刺络放血又可凉血清热解毒、活血散瘀通络，是治疗瘀证、实证、热毒之证的常用穴以及腰背下肢痿痹之要穴。

承山穴在小腿后区，腓肠肌两肌腹与肌腱交角处。承山为足太阳膀胱经脉气之所发，针之具有疏调气血、舒筋解痉、缓急止痛的作用，常用于治疗足太阳经循行部位之痛证、痿证和下肢活动不遂，尤长于治疗腓肠肌痉挛。足太阳膀胱经，其经别自腘至尻，别入于肛，承山穴由此与肛相连，故针之能调理大肠之气血而通络散瘀、清热利湿、凉血止血，为治疗肛门疾患之常用要穴。

昆仑为足太阳膀胱经之经穴，在外踝尖与跟腱之间凹陷处。昆仑为足太阳膀胱经经气所行之经穴，性善疏通，该穴能疏调本经之经气，功善通经止痛，是治疗膀胱经循行通路上经气郁滞所致诸疾之要穴。

金门为足太阳膀胱经之郄穴，在外踝前缘直下，第5跖骨粗隆后方，股骨下缘凹陷中。金门为足太阳膀胱经气血深聚之郄穴，最善疏通本经之气血，而有舒筋止痛之功，是治疗本经经气郁滞所致急性痛证之要穴。

申脉为八脉交会穴之一，通阳跷脉，在外踝尖直下，外踝下缘与跟骨之间凹陷中。申脉为八脉交会穴之一，通于阳跷，是阳跷脉气所出之起始穴，故最善调理阳跷脉经气，而有镇静安神之功，治疗癫狂、痫证、失眠、抽动等阳跷脉之病，亦为十三鬼穴之一。膀胱经主筋所生病，阳跷为病，阴缓而阳急，针刺申脉可疏通足太阳与阳跷脉之经气而调理阴阳、舒筋活络，治疗腰腿疼痛、下肢屈伸不利等症。

足太阳膀胱经是十四经中经脉最长、穴位最多的一条，本经共有67个腧穴，在本歌赋中共记载了13个穴位，主要包括部分背俞穴、委中与昆仑2个五输穴，还有郄穴金门，其余的还有睛明、攒竹、络却、膏肓、承山及申脉，另有诸多重要穴位未列在其中，包括部分特定穴在内，如络穴飞扬、原穴京骨、输穴束骨、荥穴足通谷、井穴至阴，以及脾俞、胃俞、秩边等常用穴，值得注意。

少阴肾兮安所觅，然谷踝前骨下识，
太溪内踝后五分，照海踝下四分的。
复溜内踝上二寸，向后五分太溪直。

足少阴为肾经。

然谷穴为足少阴肾经之荥穴，在足舟骨粗隆下方，赤白肉际处。然谷为足少阴肾经之荥火穴，经气尚微，荥迁未成大流，故其阴易虚，其火易亢，针之可滋肾阴、泻肾火，用于治疗肾阴亏虚，相火妄动所致诸疾。

太溪为足少阴肾经之原穴，又为本经之输穴，在内踝尖与跟腱之间的凹陷中。太溪为肾经之原穴，乃原气输注之处，为肾脉之根，先天元气之所发，能调节肾脏之元阴、元阳，《灵枢·九针十二原》言："五脏有疾，应取之十二原。"因此该穴可治疗肾阴虚、肾阳虚、肾气虚等证，尤善治一切阴虚精亏之证。该穴又为肾经之输穴，位于足内踝关节之处，"输主体重节痛"，故可治疗内踝关节扭伤等病证。

照海穴为八脉交会穴之一，通于阴跷脉，在内踝尖下1寸，内踝下缘边际凹陷中。照海穴属足少阴肾经，为八脉交会穴之一，通于阴跷脉，是阴跷脉气生发之起始穴，调理阴跷脉之要穴，功善滋阴泻火、利咽安神、补肾益精、调理经血，是治疗肾阴亏虚所致的失眠、癫痫、咽喉疾病以及妇科经带诸疾之常用要穴。

复溜穴为足少阴肾经之经穴，在内踝尖上2寸，跟腱的前缘，即在太溪直上的位置。因其为足少阴肾经之经穴，五行属金，故为本经之母穴，虚则补其母，取该穴可治疗肺、肾两脏之疾。金应于肺，肺主表，外合皮毛，开腠理，故取该穴既可发汗，又可止汗，以治疗汗证，对汗证具有双向良性调节作用，配以合谷则疗效更好。腰为肾之府，故取该穴还可治疗腰痛。

这部分记载了足少阴肾经的重要穴位，足少阴肾经总计27个穴位，此处记载了4个重要穴位，包括了原穴、输穴太溪，肾经之经穴复溜，荥穴然谷，还有八脉交会穴照海。因为肾乃先天之本，肾常虚，故该经穴位较为重要，但此处记载穴位较少，重要穴位尚不够全面，包括五输穴部分，如井穴涌泉极为常用，尤其对于某些重病或特殊疾病，涌泉穴的取用极为重要，再如本经的合穴阴谷、络穴大钟、郄穴水泉都缺少记载。

手厥阴兮心包络，曲泽肘内横纹求，
间使掌后三寸量，内关二寸始无错，
大陵掌后两筋间，中冲中指之端度。

手厥阴为心包经。

曲泽为手厥阴心包经之合穴，在肘横纹上，肱二头肌腱的尺侧缘凹陷中。曲泽为心包经之合穴，心包为心之外围，具有代心受邪、代心行令之功，故可治疗心痛、心悸。心包与三焦相表里，曲泽为合穴，"合主逆气而泄"，故该穴又常用于治疗胃肠之吐泻。

间使为手厥阴心包经之经穴，在腕掌侧远端横纹上3寸，掌长肌腱与桡侧腕屈肌腱之间。间使为手厥阴心包经之经金穴，功善疏利厥阴经气而理气通络、解郁截疟、宁心安神，是治疗厥阴气机不畅所致心、胸、神志病变之常用穴，亦是解郁截疟之经验效穴。

内关穴为手厥阴心包经络穴，又为八脉交会穴之一，通于阴维脉，在腕掌侧远端横纹上2寸，掌长肌腱与桡侧腕屈肌腱之间。内关为八脉交会穴之一，通于阴维脉，合于胃、心、胸部位，"阴维为病苦心痛"，手厥阴心包经"起于胸中，出属心包络"，心主血脉，心藏神，该穴又为心包经络穴，故可治疗心、胸、神志病证。手厥阴心包经联络于手少阳三焦经，故该穴可治疗中焦脾胃病证。手、足厥阴经相交于胸中，"同气相求"，内关通于阴维脉，阴维会期门（肝募穴），故内关穴还可平肝潜阳、镇肝息风，治疗肝阳上亢之眩晕、头痛，以及肝风内动、肝火扰心之卒中、偏瘫。

大陵为手厥阴心包经之原穴，在腕掌侧远端横纹中，掌长肌腱与桡侧腕屈肌腱之间。大陵为手厥阴心包经脉气所注之输土穴，原气所过而留止之原穴，本经之子穴，既能祛邪扶正，宁心安神，为治疗失眠、心悸之主穴而别称心主，又能清心泻火，祛邪安神，治疗心经实热之癫狂、舌疮而别称鬼心，该穴为十三鬼穴之一，常用于治疗心神疾患。

中冲为手厥阴心包经之井穴，在中指末端最高点。该穴是心包经之井穴，可清心泻火、开窍醒神以治疗心火上扰之证及神昏等。

这部分记载了手厥阴心包经部分重要穴位，本经脉穴位较少，仅有9个穴位，此处记载了5个穴位，另外，本经的郄穴郄门与荥穴劳宫也较为常用。

手少阳兮三焦论，小次指间名液门，
中渚次指本节后，阳池表腕有穴存。
腕后二寸外关络，支沟腕后三寸闻，
天井肘上一寸许，角孙耳郭开口分，
丝竹眉后陷中按，耳门耳缺①非虚文。

①耳缺：指耳屏缺口处，即耳屏上切迹。

手少阳为三焦经。

液门穴为三焦经之荥穴，在手背，第4、第5指间，指蹼缘上方赤白肉际凹陷中。液门为三焦经脉气所溜之荥水穴，水能克火，性善清实热，有清三焦郁火而消肿止痛之功，是治疗三焦少阳郁火上攻所致头面五官肿痛之常用穴。

中渚为三焦经之输穴，在第4、第5掌骨间，第4掌指关节近端凹陷中。中渚为三焦经脉气所注之输木穴，性善通调，刺之能通调三焦气血，通经活络而治疗手少阳三焦经脉循行通路之疾，如手指屈伸不利、肘臂肩背疼痛。泻之能清泻三焦郁火，用于三焦火盛所致的头面五官疾患，尤其火热亢盛之耳疾。

阳池穴为三焦经之原穴，在腕背侧远端横纹上，指伸肌腱的尺侧缘凹陷中。阳池为原气所过和留止之处，性善扶正祛邪，有疏风散热、和解少阳、舒筋活络之功，常用于治疗少阳枢机不利之寒热往来、疼痛等症。

外关为三焦经之络穴，又为八脉交会穴之一，通于阳维脉，在腕背侧远端横纹上2寸，尺骨与桡骨间隙中点。该穴为手少阳经之络穴，八脉交会穴之一，通于阳维脉，主一身之表，为治疗外感表证之主穴，功善疏风清热解表，对于风热袭表和少阳郁火上攻所致发热、头面五官疾患尤为适宜。

支沟为三焦经之经穴，在腕背侧远端横纹上3寸，尺骨与桡骨间隙中点。支沟是手少阳经之经穴，五行属火，清泻支沟可治疗耳病、热病。手少阳三焦经与手厥阴心包经相表里，两条经脉均"循胸出胁"，手少阳经又"上项"，少阳三焦通行诸气，支沟最善调理诸气，故针刺该穴能治疗胸胁痛、落枕。凡三焦相火盛及大便不通、胸胁疼痛者，俱宜取支沟泻之，可见支沟是治疗胁肋痛、便秘等疾之要穴。

天井为三焦经之合穴，在肘尖上1寸凹陷中。天井为手少阳三焦经脉气所入之合土穴，本经之子穴，泻之能清泻三焦之火，治疗三焦郁火所致的头面五官实热肿痛和痰火上扰之癫痫。灸之能助三焦之气化，温通水道，化痰散结，治疗各种瘰疬。

角孙在耳尖正对发际处。角孙为手少阳三焦经脉气之所发，手、足少阳与手阳明交会之处，三条经脉与腮部相关，故针刺泻之能清泻三阳之火而清热解毒，用于治疗三焦毒热炽盛所致的头面诸窍肿痛之疾。

丝竹空为本经之末穴，在眉梢凹陷中。丝竹空居于眉梢外凹陷中，为手少阳三焦经之末穴，与足少阳胆经相交接，联系着二经之经气，具有调理三焦、和解少阳、清热明目的作用。

耳门在耳屏上切迹与下颌骨髁突之间的凹陷中。耳门穴属手少阳三焦经，手少阳入耳中，交颊部，耳门穴又位于耳前，邻近齿部，因此取之能聪耳开窍、散风通络，治疗耳疾及齿痛等。

这部分记载了手少阳三焦经的重要穴位，此处共记载了9个穴位，所记载的穴位除了角孙、耳门、丝竹空之外，皆是特定穴，五输穴除了井穴皆有记载，另外还有原穴阳池、络穴外关，若再加上井穴关冲、翳风两穴，本经重要穴位也就全面了。

足少阳胆取听会，耳前陷中分明揣，

目上入发际五分，临泣之穴于斯[①]在。

目窗泣上一寸存，风池发后际中论，

肩井骨前看寸半，带脉肋下寸八分。

环跳髀枢寻宛宛，风市髀外两筋[②]显，

阳陵膝下一寸求，阳辅踝上四寸远。

绝骨[③]踝上三寸从，丘墟踝前有陷中，

临泣侠溪后寸半，侠溪小次歧骨缝。

①斯：近指代词，此、这的意思。

②两筋：指骨外侧肌和股二头肌之间处。

③绝骨：即悬钟穴。

足少阳为胆经。

听会是足少阳胆经第2个穴位，在耳屏间切迹与下颌骨髁突之间的凹陷中。足少阳胆经入耳中，该穴位于耳前，近于齿部，穴下正是颞颌关节，故可治疗耳、齿、口、面及颞颌关节部位的疾病。

头临泣在前发际上0.5寸，瞳孔直上。头临泣为足少阳、足太阳和阳维脉之会，功善疏散头目在表之风邪，清解头目半表半里之郁热而疏风清热、通络明目，常用于治疗鼻目之疾，尤善治疗多泪。

目窗穴在前发际上1.5寸，即头临泣直上1寸处。目窗为足少阳、阳维之会，目气之空窍，有助目复明之功，针之可清热散风、通络明目，是治疗风热所致头痛、目疾之常用穴。

风池是全身重要穴位之一，为足少阳胆经与阳维脉之交会穴，在胸锁乳突肌与斜方肌两肌之间凹陷中。风池是风邪停蓄之处，祛风之要穴，无论外感风邪，还是内动肝风，皆可取之。又因该穴居于项中，是通达脑、目脉络之重要腧穴，凡肝胆火热上扰之头目诸疾，针刺该穴可平泻肝胆郁火而治之。

肩井穴为手足少阳、足阳明、阳维脉之交会穴，在肩胛区，第7颈椎棘突与肩峰最外侧点连线的中点。肩井穴属足少阳胆经，足少阳之筋"上走腋前廉，系于膺乳"，故该穴可用于治疗乳痈、乳癖、乳汁少。该穴为手足少阳、足阳明与阳维脉之交会穴，通一身之阳，调理气机，疏利肝胆而主难产、胞衣不下、瘰疬诸症。肩井穴还有很好的理经调络作用，因此还常用于肩背痛、颈项痛、手臂不举及足痿等病症。

带脉为足少阳、带脉之交会穴，在侧腹部，第11肋骨游离端垂线与脐水平线的交点。带脉穴为带脉经气之所过，足少阳胆经与带脉之会，有维系妇女经带之功，功善调经止带，虚补实泻，随因而施，用于治疗各种带下病和其他妇科疾患，为治疗妇人经带疾患之常用穴以及带脉病之要穴。

环跳穴为足少阳胆经与足太阳经之交会穴，在股骨大转子最凸点与骶管裂孔连线的外1/3与内2/3交点处。该穴为足少阳、足太阳之交会穴，足太阳经分布于腰、臀及下肢的后面，足少阳经脉分布于髋部和下肢的外侧面，在经脉病候上，足太阳经"主筋所生病"，足少阳经"主骨所生病"，筋和骨关系着人体的运动功能，且该穴居于髋部，为下肢运动之枢纽，故该穴是治疗腰胯部和下肢疼痛、痿痹、不遂的主穴。

风市穴是祛风的重要穴位，在大腿部，当直立垂手，掌心贴于大腿时，中指尖所指凹陷中，髂胫束后缘。取穴时让患者稍屈膝，大腿稍内收提起，可显露髂胫束。该穴功善祛风，治疗外风所致诸疾，故名风市，其善祛风通络，以治疗因风所致诸症，经脉又循行于下肢，故常用于半身不遂、下肢痿痹及脚气等病证。

阳陵泉为胆经的合穴，胆腑的下合穴，八会之筋会，在小腿的外侧，腓骨头前下方凹陷中。阳陵泉为筋气聚会之筋会，足少阳经脉气所入之合土穴，功善疏肝解郁、清肝利胆、舒筋活络、通利关节，为疏肝解郁之要穴，筋病之主穴，凡病欲疏肝解郁者，其为首选，病之有关于筋者，其为必主，为人身之大穴，临床应用甚广。

阳辅穴为胆经的经穴，在外踝尖上4寸，腓骨前缘。阳辅为足少阳胆经经气所行之经穴，性善疏通，有理气通络之功，为治疗足少阳胆经经气郁滞所致诸疾之要穴、主穴。

悬钟穴为八会之髓会，在外踝尖上3寸，腓骨前缘。悬钟为八会之髓会，髓藏于骨而充养骨髓，有益髓壮骨的作用，脑为髓之海，故可用于头痛、头晕、智力减退、老年痴呆等髓海空虚诸疾，又因骨能生髓，髓能生血，所以运用该穴还能治疗贫血、白血病等疾患。悬钟为足少阳胆经之穴，且为三阳之大络，有很好的舒筋活络作用，因此还常用于落枕、颈项强痛、下肢痿痹、半身不遂等病症。

丘墟为足少阳胆经之原穴，在外踝的前下方，趾长伸肌腱的外侧凹陷中。丘墟为胆经之原穴，功善疏利肝胆、通经活络，为治疗肝胆气郁、实热、湿热所致诸疾之要穴，亦为治疗本经经脉所过部位的病变之常用穴，针刺丘墟透照海治疗心绞痛、胆绞痛、肾绞痛及下肢足痿等疾病甚效。

足临泣为足少阳胆经的输穴，且为八脉交会穴之一，通于带脉，在第4、第5跖骨底结合部的前方，第5趾长伸肌腱外侧凹陷中。足临泣为胆经的输穴，

"荥输治外经""输主体重节痛"，因此该穴可用于肝胆风热上扰所致头面五官疾患及经脉循行所过部位的痛证。胆经经筋系于膺乳，又肝主疏泄，故针刺该穴还可疏肝理气、通乳络而消胀止痛。该穴为八脉交会穴之一，通于带脉，故善调带脉而治疗妇科病证。

侠溪穴为足少阳胆经之荥穴，在第4、第5趾间，趾蹼缘后方赤白肉际处。该穴为胆经之荥穴，"荥主身热"，故可治疗热病、乳痈以及肝胆风热上扰所致的头面五官疾患和经脉循行所过部位的病证。

这部分记载了胆经中部分重要穴位，足少阳胆经总计44个穴位，此处记载了14个临床重要穴位，仍然以特定穴为主，包括了部分五输穴（仅少了井穴足窍阴）、原穴内容，其余如风池、风市、环跳、肩井、带脉则是临床常用的重要穴位。

厥阴肝经在何处，大敦拇趾有毛聚[①]，
行间骨间动脉中，太冲节后有脉据，
中封一寸内踝前，曲泉纹头两筋著。
章门脐上二寸量，横取六寸看两旁，
期门乳旁一寸半，直下寸半二肋详。

①毛聚：指足大趾背部趾甲后的毫毛处。

足厥阴为肝经。

其起始穴位为大敦穴，大敦穴在足大趾背部趾甲后的毫毛处。大敦为肝经之井木穴，应于肝，有调气机、清泄湿热、疏通经络的作用，是治疗前阴病的主穴。肝藏血，主疏泄，性喜条达，妇女以血为用，肝失疏泄，气机逆乱，失于藏血，可导致月经不调、经闭、崩漏等，该穴治之甚效，尤其出血病证最效。肝经之井穴具有平肝息风、泄热急救的作用，故该穴可主治肝风内动、肝阳上扰之神志病。

行间穴为足厥阴肝经之荥穴，在第1、第2趾之间，趾蹼缘的后方赤白肉际处。行间为肝经之荥穴，"荥输治外经""荥主身热"，故可主治肝阳上亢或肝火上炎所致的头面五官病。肝经荥穴配五行属火，为肝木之子穴，"实则泻其子"，故取该穴既可疏肝解郁、调气和血，又可清泄肝胆、平肝息风，治疗肝病、神志病、前阴病和妇科病。

太冲为足厥阴肝经之输穴、原穴，在第1、第2跖骨间，跖骨底结合部前方凹陷中，或触及动脉搏动处。太冲是足厥阴脉所注之输土穴，又是足厥阴肝经之原穴，其性下降，善于疏浚开导，既能平肝息风、清热降逆，又能养血柔肝、和肝敛阴，对改善和调节肝脏功能，清除肝脏功能失常所产生的病理证候有一定的疗效，为治疗肝之脏病、经病的要穴，对其相表里的胆腑病也有很好的疗效。

中封为足厥阴肝经之经穴，在内踝前，胫骨前肌肌腱的内侧缘凹陷中。中封为足厥阴肝经脉气所行之经金穴，金能克木，故泻之能疏肝理气、清热利湿，为治疗肝经经脉郁滞不畅和肝经湿热下注所致诸疾之常用穴。

曲泉穴为足厥阴肝经之合穴，在腘横纹内侧端，半腱肌肌腱内缘凹陷中。曲泉为足厥阴肝经经气所入之合水穴，本经之母穴，又为肝经之合穴，能调节肝经之气血，有疏肝、清肝、养肝之功，功善疏肝活血、清肝凉血、清肝利胆、补肝养血，无论肝之虚证、实证皆能治之，尤长于治疗与肝有关的妇科病和前阴病变。

章门穴为脾之募穴，八会之脏会，在第11肋游离端的下际。章门穴属足厥阴肝经，是脾之募穴，又为五脏之会穴，因此是脏气出入之门户，是主治脏病之要穴，具有疏肝理气、健脾和胃的作用，主要用于肝胆疾患和脾胃病。

期门穴为足厥阴肝经之末穴，为肝之募穴，在第6肋间隙，前正中线旁开4寸。期门为足厥阴肝经精气汇聚之募穴，足厥阴、太阴与阴维脉之会，性善疏肝、清肝、泻肝，有疏肝理气、活血化瘀、消痞散结之功，为治疗肝气不舒所致诸疾之常用穴，亦为治疗血证之要穴以及治疗血鼓之经验效穴。

这部分记载了肝经的重要穴位，足厥阴肝经总计14个穴位，此处记载了7个常用重要穴位，包括本经全部五输穴和肝、脾之募穴，这些确实是本经脉中的重要穴位，应当全面掌握。

> **督脉水沟鼻柱下，上星入发一寸止，**
> **百会正在顶之颠，风府后发一寸里。**
> **哑门后发际五分，大椎第一骨上存，**
> **腰俞二十一椎下，请君仔细详经文。**

水沟穴属督脉，在人中沟的上1/3与中1/3交点处。该穴又名人中，又有鬼宫穴之称，是临床治疗神志疾病的常用急救要穴。因其在口鼻之间，沟通任、督阴阳经气以协调阴阳，且督脉"入属于脑"，故该穴能开窍启闭、宁心安神。督脉入于后背腰正中线，贯腰脊而行，因此该穴能疏利腰脊，尤其对于急性病证，治之甚效。水沟还是督脉与手、足阳明经的交会穴，手、足阳明经循行于口、齿、面部，其穴又位于口之上、鼻之下，所以针之能祛风通络，治疗头面五官疾患。

上星穴在前发际正中直上1寸。上星位于头上，乃阳中之阳，为督脉经气之所发，故刺之能清热凉血、清利头目，治疗风热上攻所致的鼻衄鼻塞、头痛目眩等。

百会在前发际正中直上5寸。百会又名三阳五会，穴属督脉，督脉是人体诸阳经之总会，称为诸阳脉之督纲，具有统摄全身阳气的作用，而百会为督脉之极，能贯通诸阳经，为回阳九针之一，因而具有升阳益气、潜阳镇静、清头散风之功，为治疗气虚下陷和肝火、肝阳、肝风所致的头部疾患之常用穴。

风府穴在颈部，后发际正中直上1寸，枕外隆凸直下，两侧斜方肌之间的凹陷中。该穴位于风居之府，督脉与阳维脉、足太阳经交会之处，督脉由此上行入脑而内通于脑，足太阳主开主表，阳维脉主一身之阳络，故而该穴既可疏散外风，又能平息内风，醒神开窍，为治疗一切风邪为患所致病症之常用穴，亦为风证之要穴。

哑门在第2颈椎棘突上际凹陷中，后发际正中直上0.5寸。哑门是督脉与阳维脉的交会穴，又为回阳九针之一，故可治疗暗哑、失语、神志病和督脉循行所过部位的病证，是主治暗哑、失语的常用穴。

大椎穴在第7颈椎棘突下凹陷中，后正中线上。大椎为"诸阳之会"，阳主表，取之通阳解表，是外感病退热之要穴。督脉和手、足三阳经交会于大椎，取之既可以助少阳之枢，又能启太阳之闭，从而和解少阳，驱邪外出，是治疗疟疾的常用穴。该穴位于背部，近于心肺，可宣调肺气，治疗咳喘气逆。督脉位于项背，而该穴位于项部，还可通调经气，治疗项强、角弓反张。督脉"入属于脑"，脑为"元神之府"，故大椎穴又是治疗神志病的要穴。

腰俞穴正对骶管裂孔（即臀裂正上方的小凹陷），在后正中线上。腰俞位于骶部，邻近肛门，内应膀胱、胞宫，为腰部经气输注之处，功善理气通络、疏理下焦，为治疗前后二阴病变和腰骶痿软或强痛之常用穴，尤以腰骶病而转运不利者为长。

这部分记载了督脉上的重要穴位，督脉共计29个腧穴，此处记载了7个重要穴位，记载的穴位相对较少，有些常用穴位尚未列在其中，如腰阳关、命门、至阳、神庭，这些穴位在临床中常用，也较为重要，若能补全以上几穴，那么督脉的重要穴位就较为完善了。

任脉中行正居腹，关元脐下三寸录，
气海脐下一寸半，神阙脐中随所欲。

水分脐上一寸求，中脘脐上四寸取，
膻中两乳中间索，承浆宛宛唇下搜。

任脉行于人身前面正中央。

关元穴为小肠之募穴，是任脉与足三阴经的交会穴，在下腹部，脐中下3寸，前正中线上。该穴当"肾间动气"之处，别名丹田，又为保健之要穴。关元邻近胞宫和膀胱，为任脉与足三阴经之交会穴，故可治疗妇科病、男性病及小便异常。该穴又为小肠之募穴，可泌别清浊，通利二便，治疗二阴病。另外，该穴位于元气交会之处，可培补元气、回阳救逆，治疗元阳虚衰、中风脱证、羸瘦无力，以及因虚所致的眩晕等虚劳之疾。

气海在脐中下1.5寸，前正中线上。该穴为生气之海，故有补气、调气之功，其位于下焦之"丹田"部位，主要对肝、脾、肾三脏之气亏虚和真气不足所产生的气虚之证具有一定的治疗作用，为脏气虚惫，真气不足所致的虚劳脱证、脏器下垂、男子肾虚精亏、女子血亏而月经不调诸病之常用穴。气海又为下焦之气会穴，故又能总调下焦气机，凡下焦气机失调所出现的病证，均可取之。

神阙位于脐中，为先天之结蒂，后天之气舍，真气之所系，功善温阳救逆、温中和胃，为治疗亡阳脱证之要穴，亦为下焦虚冷、中焦虚寒、寒湿阴盛所致的中下焦诸症之常用穴。该穴禁针，尤以灸法为用，常用于腹痛、水肿、久泄、脱肛、小便不利、产后尿闭、妇女不孕等。

水分在脐中上1寸，前正中线上。水分为任脉与足太阴经之交会穴，位于小肠泌别清浊、分利水湿之处，水谷至此，清者复上输于脾，水液入膀胱，渣滓入大肠，用之能分利水湿、和中理气，为治疗中焦水谷运化失常所致湿困中焦诸症之常用要穴。

中脘为胃之募，八会腑之会，在脐上4寸，前正中线上。中脘为足阳明胃经经气汇聚之募穴，八会穴之腑会，任脉与手太阳、手少阳、足阳明经之交会穴，性主调和，功善调理脾胃，补之灸之则能补益脾胃、温中散寒、益气养血，泻之则能健脾化湿、理气降逆、消积和胃，平补平泻则能升清降浊，为治疗一切脾胃之疾和慢性病之常用要穴，尤为胃肠疾病之主穴、要穴。

膻中为心包之募穴，八会穴之气会，横平第4肋间隙，前正中线上。该穴为气会，又是心包之募穴，位于胸部，临近心肺，因此具有宽胸理气、调理心肺、行气活血的作用，可用于治疗心、肺及胸部疾病。该穴近于乳房，对局部有行气、活血、通络之功，故可治疗乳痈和乳汁不足。

承浆在面部，颏唇沟的正中凹陷中。该穴在口中津液所聚之处，外可承受流出之口涎，故名承浆，是治疗流涎之要穴。承浆是任脉、督脉及手足阳明之交会穴，故刺之能疏通四经之经气而祛风通络，治疗面口之疾，又能通调任督而治疗癫狂，临床常用于口㖞、流涎。

这部分记载了任脉上部分重要穴位，任脉共计24个腧穴，此处记载了7个重要腧穴，若再加上中极、天突和廉泉，那么本经常用的重要穴位也就较为完善了。

【临床意义】

《百穴法歌》共记载了十四经上的111个重要穴位，并且在歌赋中明确了这些腧穴的位置和取穴法，所记载的穴位都是各经中最常用的重要穴位，在十二经脉中主要是以五输穴为主，其中五输穴载有54个，约占本文中十二经总穴数的55.67%；头面部穴位有15个，约占15.46%；躯干部穴位仅有9个，约占9.28%；其他穴位19个，约占19.59%。由此可见，本歌赋极为重视各类特定穴，尤其四肢部的穴位，这对针灸学习者来说有着重要的指导意义，对于针灸初学者，先掌握歌赋中所提到的这些穴位实属必要，这些穴位确实也是临床上重中之重的要穴，是临证选穴的核心，深入掌握这些穴位，对提高临床疗效的重要性不言而喻。

第二章 十四经经穴分寸歌

本歌赋首见于《医宗金鉴·刺灸心法要诀》。此歌为卷八十一至卷八十四所列十四经内容中各经的"分寸歌",原载有十二正经与奇经八脉分寸歌,本章仅取十四经穴分寸歌,奇经八脉分寸歌在下一章中单独论述。原文在每首歌诀下均有注解,共载十四经359个腧穴(少了眉冲、关元俞和印堂)的定位及排列顺序,并附有各经"经穴图",较为直观。本歌赋与"经穴歌"不同,"经穴歌"以经脉中所包含的腧穴为主,一般不涉及腧穴定位。

本歌赋摘录于《医宗金鉴·刺灸心法要诀》。

第一节　手太阴肺经穴分寸歌（11穴）

【歌赋】

太阴中府三肋间，上行云门寸六许，
云在任玑旁六寸，大肠巨骨下二骨。
天府腋三动脉求，侠白肘上五寸主。
尺泽肘中约纹是，孔最腕后七寸拟，
列缺腕上一寸半，经渠寸口陷中取，
太渊掌后横纹头，鱼际节后散脉里，
少商大指端内侧，鼻衄刺之立时止。

【注解】

太阴中府三肋间[①]，上行云门寸六许[②]。

①三肋间：指乳头正对的第4肋间向上数3个肋间，即第1肋间隙。
②寸六许：中府穴直上1.6寸，锁骨下缘中即是云门穴。

中府为本经第一个穴位，是肺之募穴。中府穴位于前正中线旁开6寸，第1肋间隙，中府穴再向上1寸即是云门穴。因此本句歌赋略加改动会更清晰明确，可改为"乳上三肋间中府，上行云门一寸许"。

云①在任玑②旁六寸，大肠巨骨③下二骨。

①云：指云门穴。

②任玑：指任脉上的璇玑穴，在胸骨上窝下1寸，前正中线上。

③大肠巨骨：指手阳明大肠经之巨骨穴，在锁骨肩峰端与肩胛冈之间的凹陷中。

云门穴在胸部外上方锁骨下缘凹陷中，即手阳明大肠经巨骨穴之前下方下陷中，两穴以锁骨相隔，按之动脉应手，举臂叉腰取穴。为了便于记忆，可以将"云在任玑旁六寸"调为"云在璇玑旁六寸"，将"大肠巨骨下二骨"去掉即可。

天府腋三①动脉求，侠白肘上五寸主。

①腋三：指腋前纹头下3寸。

天府穴在腋前纹头下3寸，肱二头肌肌腱桡侧。侠白穴在肘关节上5寸的位置，即腋前纹头下4寸。为了更简便地记忆，可将"侠白肘上五寸主"调为"下白天府下一寸"。因上一句天府穴是以腋前纹头定位，两穴仅差1寸，故调整后更容易理解，便于定穴。

尺泽肘中约纹是，孔最腕后七寸拟，
列缺腕上一寸半，经渠寸口陷中取，
太渊掌后横纹头，鱼际节后散脉里。

尺泽穴为本经之合穴，在肘横纹上，肱二头肌腱桡侧缘凹陷中。孔最穴为本经之郄穴，在腕掌侧远端横纹上7寸，尺泽与太渊的连线上。列缺为手太阴肺经之络穴，且为八脉交会穴之一，通于任脉，在手腕上1.5寸的位置。经渠穴为经穴，在腕掌侧远端横纹上1寸，桡骨茎突与桡动脉之间。太渊穴为本经之原穴，且为八会之脉会，在腕掌侧远端横纹桡侧，桡动脉搏动处。鱼际为手太阴肺经之荥穴，在第1掌骨桡侧中点赤白肉际处。

少商大指端内侧，鼻衄刺之立时止。

少商穴为手太阴肺经之末穴，是本经之井穴，在手大指桡侧，指甲根角侧上方0.1寸。鼻出血时针刺之则能立效。

第二节　手阳明大肠经穴分寸歌（20穴）

【歌赋】

商阳食指内侧边，二间寻来本节前，
三间节后陷中取，合谷虎口歧骨间。
阳溪腕上筋间是，偏历腕后三寸安，
温溜腕后去五寸，池前四寸下廉看，
池前三寸上廉中，池前二寸三里逢，
曲池曲肘纹头尽，肘髎上臑外廉近。
大筋中央寻五里，肘上三寸行向里，
臂臑肘上七寸量，肩髃肩端举臂取。
巨骨肩尖端上行，天鼎喉旁四寸真，
扶突天突旁三寸，禾髎水沟旁五分，
迎香禾髎上一寸，大肠经穴自分明。

【注解】

商阳食指内侧边，二间寻来本节①前，
三间节后陷中取，合谷虎口歧骨②间。

①本节：骨骼部位名，为指掌关节或跖趾关节的圆形突起部。

②歧骨：指两骨末端互相交合的部分，状如分枝。此处指合谷穴部位。

商阳穴为手阳明大肠经之起始穴，是本经之井穴，在食指末节桡侧，指甲根角侧上方0.1寸。二间穴为手阳明大肠经之荥穴，在第2掌指关节桡侧远端赤白肉际处。三间穴为手阳明大肠经之输穴，在第2掌指关节桡侧近端凹陷中。合谷穴为手阳明大肠经之原穴，在第2掌骨桡侧的中点。合谷穴又名虎口穴，虎口者，手张之状，其形大如虎口之状也，故名，是全身重要穴位之一，为"四总穴"之一。

阳溪腕上筋间是，偏历腕后三寸安，
温溜腕后去五寸，池①前四寸下廉看，
池前三寸上廉中，池前二寸三里②逢，
曲池曲肘纹头尽，肘髎上臑外廉近。

①池：指曲池穴。

②三里：即手三里。

阳溪穴为手阳明大肠经之经穴，在腕背侧远端横纹桡侧，桡骨茎突远端。阳溪穴正好在腕中上侧两旁间凹陷处，即解剖学拇短伸肌腱与拇长伸肌腱之间的凹陷中，因此"阳溪腕上筋间是"可改为"阳溪腕上两筋陷"，更易理解与记忆。偏历为手阳明大肠经之络穴，在腕背侧远端横纹上3寸，阳溪与曲池连线上。温溜在腕背侧远端横纹上5寸，阳溪与曲池连线上。下廉穴在肘横纹（即曲池穴）下4寸，阳溪与曲池连线上。上廉在肘横纹（即曲池穴）下3寸，阳溪与曲池连线上。手三里在肘横纹（即曲池穴）下2寸，阳溪与曲池连线上。曲池穴为手阳明大肠经之合穴，取穴时，极度屈肘，在肘横纹桡侧端外凹陷中，是临床常用的重要穴位。肘髎穴在肱骨外上髁上缘，髁上嵴的前缘处。因该穴在肱骨外上髁上缘，故而将"肘髎上臑外廉近"调为"肘髎肱骨外廉上"更容易定位。

大筋中央寻五里，肘上三寸行向里，
臂臑肘上七寸量，肩髃肩端举臂取。

手五里在肘横纹上3寸，曲池与肩髃连线上。"大筋中央寻五里，肘上三寸行向里"这句较为复杂，且不易理解，因此可将本句歌赋调为"池上三寸寻五里"，简单易记，通俗易懂。臂臑穴在曲池穴上7寸，三角肌前缘处。当曲臂外展，肩峰外侧缘前后端呈现两个凹陷，前一较深凹陷即为肩髃穴，后一凹陷为肩髎。

巨骨肩尖端上行，天鼎喉旁四寸真，
扶突天突旁三寸，禾髎水沟旁五分，
迎香禾髎上一寸，大肠经穴自分明。

巨骨穴在锁骨肩峰端与肩胛冈之间的凹陷中。天鼎横平环状软骨，在胸锁乳突肌后缘。天鼎在扶突穴下1寸的位置，因此"天鼎喉旁四寸真"可调整为"天鼎扶下一存取"。扶突穴横平喉结，在胸锁乳突肌前、后缘中间。口禾髎横平人中沟上1/3与下2/3交点，鼻孔外缘直下。迎香在鼻翼外缘中点旁，鼻唇沟中。掌握了这首歌赋，就能明白大肠经的穴位。

第三节 足阳明胃经穴分寸歌（45穴）

【歌赋】

胃之经兮足阳明，承泣目下七分寻，

再下三分名四白，巨髎鼻孔旁八分。
地仓夹吻四分近，大迎颔下寸三中，
颊车耳下八分陷，下关耳前动脉行。
头维神庭旁四五，人迎喉旁寸五真，
水突筋前人迎下，气舍喉下一寸乘。
缺盆舍下横骨陷，气户下行一寸明，
库房下行一寸六，屋翳膺窗乳中根。
不容巨阙旁二寸，一寸承满与梁门，
关门太乙滑肉门，天枢脐旁二寸寻。
枢下一寸外陵穴，陵下一寸大巨陈，
巨下三寸水道穴，水下二寸归来存。
气冲归来下一寸，共去中行二寸匀。
髀关膝上尺二许，伏兔髀下六寸是。
阴市伏兔下三寸，梁丘市下一寸记，
犊鼻膝膑陷中取，膝眼三寸下三里。
里下三寸上廉穴，廉下二寸条口举，
再下二寸下廉穴，复上外踝上八寸，
却是丰隆穴当记。解溪则从丰隆下，
内踝足腕上陷中，冲阳解下高骨动，
陷谷冲下二寸名。内庭次指外歧骨，
厉兑大次趾端中。

【注解】

胃之经兮足阳明，承泣目下七分寻。

胃经在经脉中名为足阳明，其第一个穴位是承泣穴。承泣穴在瞳孔直下7分的位置，即在眼球与眶下缘之间，瞳孔直下。

再下三分名四白，巨髎鼻孔旁八分。

四白穴在瞳孔直下1寸的位置，即在眶下孔处。巨髎穴横平鼻翼下缘，瞳孔直下。

地仓夹吻①四分近，大迎颔②下寸三③中。

①吻：指口唇。
②颔：指下颌角。

③寸三：指的是1.3寸。大迎穴在下颌角前下1.3寸。

地仓穴在口角旁开0.4寸处。大迎穴在下颌角前方1.3寸，咬肌附着部的前缘凹陷中。

颊车耳下八分陷，下关耳前动脉行。

颊车穴在下颌角前上方一横指，闭口咬紧牙时咬肌隆起处，放松时按之有凹陷处。下关穴在颧弓下缘中央与下颌切迹之间凹陷中。根据下关穴的定位，"下关耳前动脉行"可调为"下关耳前颧弓下"，更易理解和记忆。

头维神庭旁四五①，人迎喉旁寸五真。

①四五：指4.5寸。头维穴在前正中线旁开4.5寸。

头维穴在额角发际上0.5寸，头正中线旁开4.5寸。人迎穴横平喉结，在胸锁乳突肌前缘，颈总动脉搏动处。

水突筋前人迎下，气舍喉下一寸乘。

水突穴横平环状软骨，在胸锁乳突肌前缘。气舍在锁骨小窝，锁骨胸骨端上缘，胸锁乳突肌胸骨头与锁骨头中间的凹陷中。

缺盆舍下横骨陷，气户下行一寸明。

缺盆穴在锁骨上窝，锁骨上缘凹陷中，前正中线旁开4寸的位置。将"缺盆舍下横骨陷"调为"缺盆锁骨上窝中"，更易理解。气户穴在锁骨下缘，前正中线旁开4寸。若将"气户下行一寸明"调为"气户锁骨下缘取"，则更容易理解，也更容易记忆。

库房下行一寸六①，屋翳膺窗乳中根。

①一寸六：每一肋间隙的间隔距离大约为1.6寸。此处指以上诸穴皆是相隔1.6寸。

库房在气户穴下行1.6寸，即第1肋间隙，前正中线旁开4寸。屋翳、膺窗、乳中及乳根分别在第2、3、4、5肋间隙，前正中线旁开4寸的位置。若将本句歌赋调为"库房屋翳膺窗近，穴穴均在肋间隙，乳头正在乳中心，再有乳根出乳下，第5肋间仔细分"，则每个穴位的定位更易明了，易于理解，也易于记忆。

不容巨阙①旁二寸，一寸承满与梁门。

①巨阙：任脉上的穴位，在前正中线上，脐中上6寸，不容穴以此作为定位参照物。

不容穴在脐中上6寸，前正中线旁开2寸。承满与梁门穴分别在脐中上5寸与4寸，前正中线旁开2寸的位置。

关门太乙滑肉门，天枢脐旁二寸寻。

关门、太乙、滑肉门分别在脐中上3寸、2寸、1寸，前正中线旁开2寸。天枢横平脐中，在前正中线旁开2寸。由此可见，承满、梁门、关门、太乙、滑肉门五穴均分别相隔1寸，在前正中线旁开2寸的位置，因此以上两句可调整为"不容巨阙旁两寸，其下承满与梁门，关门太乙滑肉门，穴穴相隔一寸行，天枢脐旁两寸间"，调改后更为实用，定位明确，条理分明，便于临床取穴。

枢下一寸外陵穴，陵下一寸大巨陈，
巨下三寸水道穴，水下二寸归来存。

外陵穴在脐中下1寸，前正中线旁开2寸。大巨穴在脐中下2寸，前正中线旁开2寸。水道穴在脐中下3寸，前正中线旁开2寸。归来在脐中下4寸，前正中线旁开2寸。由此可见，外陵穴、大巨穴、水道穴、归来穴均是相隔1寸，在前正中线旁开2寸的位置，因此以上诸穴均以天枢为定位标志即可，将以上两句调为"枢下一寸外陵安，枢下两寸大巨穴，枢下三寸水道全，枢下四寸归来找"，这样改动后层次分明，记忆起来不容易混乱，思路更为清晰。

气冲归来下一寸，共去中行二寸匀。

气冲穴在归来穴下1寸的位置，其定位在耻骨联合上缘，前正中线旁开2寸，动脉搏动处。

髀关膝上尺二许，伏兔髀下六寸是。

髀关穴在股前区，股直肌近端、缝匠肌与阔筋膜张肌3条肌肉之间凹陷中。伏兔在髌底上6寸，髂前上棘与髌底外侧端的连线上。

阴市伏兔下三寸，梁丘市下一寸记。

阴市穴在髌底上3寸，即伏兔穴下3寸的位置。梁丘穴为足阳明胃经之郄穴，在髌底上2寸，即阴市穴下1寸的位置。伏兔、阴市与梁丘穴的定位均以髌底为定位标志，因此以上3个穴位的歌赋可调为"伏兔膝上六寸取，阴市膝上方三寸，梁丘膝上两寸取"，其歌赋与定位相一致，读来朗朗上口，不但容易理解，而且更容易记忆。

犊鼻膝髌陷中取，膝眼三寸下三里[①]。

里下三寸上廉穴[②]，廉下二寸条口举，

再下二寸下廉穴[③]，复上外踝上八寸，

却是丰隆穴当记。

①三里：指足三里。

②上廉穴：指上巨虚穴。

③下廉穴：即下巨虚穴。

犊鼻穴在髌韧带外侧凹陷中。足三里穴为足阳明胃经之合穴、胃腑之下合穴，乃全身重要穴位之一，又是保健要穴，亦为"四总穴"之一。足三里在犊鼻下3寸，胫骨前嵴外1横指，犊鼻与解溪连线上。上巨虚为大肠之募穴，在犊鼻穴下6寸，犊鼻与解溪连线上。条口穴在犊鼻下8寸，犊鼻与解溪连线上。下巨虚为小肠之募穴，在犊鼻穴下9寸，犊鼻与解溪连线上。丰隆穴从外踝尖上量8寸，条口旁开1寸。以上足三里、上巨虚、条口、下巨虚的定位均是以犊鼻为定位标志，因此其歌赋以犊鼻为定位时容易理解，也便于定位。以上4个穴位的歌赋可调为"膝下三寸三里至，膝下六寸上廉穴，膝下八寸为条口，膝下九寸下廉找"。

解溪则从丰隆下，内踝足腕上陷中，

冲阳解下高骨动，陷谷冲下二寸名。

解溪穴在踝关节前面中央凹陷中，踇长伸肌腱与趾长伸肌腱之间。冲阳穴为足阳明胃经之原穴，在第2跖骨基底部与中间楔状骨关节处，足背动脉搏动处。"冲阳解下高骨动"可调为"冲阳足背动脉处"。陷谷穴为足阳明胃经之输穴，在第2、3跖骨间，第2跖趾关节近端凹陷中。

内庭次指外歧骨，厉兑大次趾端中。

内庭穴为足阳明胃经之荥穴，在第2、3趾间，趾蹼缘后方赤白肉际处。根据其定位，将陷谷、内庭穴的歌赋调为"陷谷二三跖骨间，内庭次趾外间陷"更为准确。厉兑穴为足阳明胃经之井穴，在第2趾末节外侧，趾甲根角侧后方0.1寸。

第四节　足太阴脾经穴分寸歌（21穴）

【歌赋】

> 大趾端内侧隐白，节后陷中求大都，
> 太白内侧核骨下，节后一寸公孙呼。
> 商丘内踝微前陷，踝上三寸三阴交，
> 再上三寸漏谷是，踝上五寸地机朝。
> 膝下内侧阴陵泉，血海膝膑上内廉，
> 箕门穴在鱼腹上，动脉应手越筋间。
> 冲门横骨两端动，府舍上行七分看，
> 腹结上行三寸入，大横上行一寸三。
> 腹哀上行三寸半，食窦上行三寸间，
> 天溪上行一寸六，胸乡周荣亦同然。
> 外斜腋下六寸许，大包九肋季肋端。

【注解】

> **大趾端内侧隐白，节后①陷中求大都，**
> **太白内侧核骨②下，节后一寸公孙呼。**

①节后：节，指本节，本节为骨骼部位名，指掌指关节或跖趾关节的圆形突起部，此处是指第1跖趾关节部位。大都穴在第1跖趾关节的前方，而非后方，故此处的节后应改为节前。

②核骨：指第1跖骨的头部突起。

隐白穴为本经第1个穴位，是脾经之井穴，在大趾末节内侧，趾甲根角侧后方0.1寸。大都穴在第1跖趾关节远端（即本节前）赤白肉际凹陷中。因此"节后陷中求大都"应调为"节前陷中求大都"。太白穴为足太阴脾经之原穴，在第1跖趾关节近端赤白肉际凹陷中。公孙穴为足太阴脾经之络穴，在第1跖骨底的前下缘赤白肉际处。大都穴为足太阴脾经之荥穴，在节前凹陷中，太白在节后凹陷中，因此太白穴的歌赋可改为"太白节后白肉际"，与前句更加相应，便于理解与记忆。

> **商丘内踝微前陷，踝上三寸三阴交，**
> **再上三寸漏谷是，踝上五寸地机朝。**

商丘穴为足太阴脾经之经穴，在足内踝前下方，舟骨粗隆与内踝尖连线中点的凹陷中。三阴交在小腿内侧，内踝尖上3寸，胫骨内侧缘后际。漏谷在内踝尖上6寸，胫骨内侧缘后际。地机穴为足太阴脾经之郄穴，在阴陵泉下3寸，胫骨内侧缘后际。漏谷的定位是以内踝尖为标志点，地机穴是以阴陵泉为定位标志点，因此以上两穴的歌赋可调为"踝上六寸漏谷穴，地机阴陵下三寸"，这样歌赋与定位一致，通俗易懂，易于理解，定位明确。

膝下内侧阴陵泉，血海膝膑上内廉，
箕门穴在鱼腹上，动脉应手越筋间。

阴陵泉为足太阴脾经之合穴，在胫骨内侧髁下缘与胫骨内侧缘之间的凹陷中，是临床常用的重要穴位。阴陵泉定位是在胫骨内侧髁下方，因此"膝下内侧阴陵泉"可调为"胫髁起点阴陵泉"，这样更为符合原意，更能准确定位。血海在髌底内侧端上2寸，股内侧肌隆起处。箕门在髌底内侧端与冲门的连线上1/3与下2/3交点，长收肌和缝匠肌交角的动脉搏动处。箕门穴在血海与冲门连线上，血海上6寸，因此该穴的歌赋可调为"箕门血海上六寸"，简单易记，更容易准确定穴。

冲门横骨①两端动，府舍上行七分看，
腹结上行三寸入，大横上行一寸三。

①横骨：即耻骨。

冲门穴在耻骨两端，腹中线旁开3.5寸，髂外动脉外侧，因此"冲门横骨两端动"可调为"冲门耻骨旁三五"。府舍在脐中下4.3寸，前正中线旁开4寸。腹结在脐中下1.3寸，前正中线旁开4寸。府舍在脐下4.3寸，腹结在脐下1.3寸，故而府舍与腹结相距3寸。大横在脐中旁开4寸。大横与脐相平，因此"大横上行一寸三"可调为"脐外四寸是大横"，通俗易懂，易记易定位。

腹哀上行三寸半，食窦上行三寸间，
天溪上行一寸六，胸乡周荣亦同然。

腹哀在脐中上3寸，前正中线旁开4寸处。根据其定位，"腹哀上行三寸半"应调为"腹哀脐上三寸中"。食窦在第5肋间隙，前正中线旁开6寸。天溪穴在第4肋间隙，前正中线旁开6寸。胸乡在第3肋间隙，前正中线旁开6寸。周荣在第2肋间隙，前正中线旁开6寸。食窦、天溪、胸乡及周荣每隔一肋为一穴，且均在前正中线旁开6寸的位置，故以上4个穴位的歌赋可改为"食窦穴在五肋间，天溪胸乡与周荣，每穴均隔一肋间，皆在旁开六寸中"，与穴位定位相符，每穴定位清晰，记忆后容易找穴。

外斜腋下六寸许，大包九肋季肋端。

大包穴为脾之大络，在第6肋间隙，腋中线上。根据其穴位定位，本句调整为"大包腋下六肋间，与之相交腋中线"更为适宜。

第五节　手少阴心经穴分寸歌（9穴）

【歌赋】

少阴心起极泉中，腋下筋间动引胸。
青灵肘上三寸取，少海肘后端五分。
灵道掌后一寸半，通里腕后一寸同，
阴郄腕后内半寸，神门掌后锐骨隆。
少府小指本节末，小指内侧取少冲。

【注解】

少阴心起极泉中，腋下筋间动引胸[1]。

[1]动引胸：动，指动脉。动脉跳动可波及胸部。

手少阴心经起于腋下极泉穴，其在腋下动脉搏动处。

青灵肘上三寸取，少海肘后端五分。

青灵穴在肘横纹上3寸，肱二头肌的内侧沟中。少海穴为本经之合穴，在肘横纹内侧端与肱骨内上髁连线的中点处，当极度曲肘时，肘横纹尺侧端的横纹头上，因此"少海肘后端五分"可调整为"少海屈肘横纹头"，更易记易用。

灵道掌后一寸半，通里腕后一寸同，
阴郄腕后内半寸，神门掌后锐骨[1]隆。

[1]锐骨：指手掌后小指侧的高骨。

灵道穴为手少阴心经之经穴，在腕掌侧远端横纹上1.5寸，尺侧腕屈肌腱的桡侧缘。通里穴为手少阴心经之络穴，在腕掌侧远端横纹上1寸，尺侧腕屈肌腱的桡侧缘。阴郄穴为手少阴心经之郄穴，在腕掌侧远端横纹上0.5寸，尺侧腕屈肌腱的桡侧缘。神门穴为本经之原穴，在腕掌侧远端横纹尺侧端，尺侧腕屈肌腱的桡侧缘。神门穴的歌赋根据其定位略加改动会更符合原意，可调为"神门肌腱桡侧缘"。

少府小指本节末，小指内侧取少冲。

少府穴为手少阴心经之荥穴，横平第5掌指关节近端，在第4、5掌骨之间，当握拳时小指尖所指处，因此"少府小指本节末"可调整为"少府握拳小指尖"，更通俗易懂，便于记忆和定穴。少冲穴为手少阴心经之末穴，是本经之井穴，在手小指的末节桡侧，指甲根角侧上方0.1寸。

第六节　手太阳小肠经穴分寸歌（19穴）

【歌赋】

> 小指端外为少泽，前谷本节前外侧，
> 节后横纹取后溪，腕骨腕前骨陷侧。
> 阳谷锐骨下陷肘，腕上一寸名养老，
> 支正外侧上四寸，小海肘端五分好。
> 肩贞肩端后陷中，臑俞肩臑骨陷考，
> 天宗肩骨下陷中，秉风肩上小髃空。
> 曲垣肩中曲胛陷，外俞上胛一寸从，
> 中俞大椎二寸旁，天窗曲颊动陷详。
> 天容耳下曲颊后，颧髎面鸠锐骨量，
> 听宫耳中珠子上，此为小肠手太阳。

【注解】

小指端外①为少泽，前谷本节前外侧，
节后横纹②取后溪，腕骨腕前骨陷侧。

①小指端外：小指末端外侧，即小指末端的尺侧缘。

②横纹：指掌横纹。

少泽穴为手太阳小肠经之起始穴，也是本经之井穴，在小指末节尺侧，指甲根角侧上方0.1寸。前谷穴为手太阳小肠经之荥穴，在第5掌指关节尺侧远端赤白肉际凹陷中。后溪穴为手太阳小肠经之输穴，又为八脉交会穴之一，通于督脉，是临床常用的重要穴位，临床运用广泛，在手第5掌指关节尺侧近端赤白肉际凹陷中。腕骨穴为本经之原穴，在第5掌骨底与钩骨之间的赤白肉际凹陷中。

阳谷锐骨[①]下陷肘，腕上一寸名养老，
支正外侧上四寸，小海肘端五分好。

①锐骨：指尺骨小头。

阳谷穴为手太阳小肠经之经穴，在尺骨茎突与三角骨之间的凹陷中。"阳谷锐骨下陷肘"可调整为"锐骨下陷阳谷穴"，更容易记忆。养老穴为手太阳小肠经之郄穴，在腕背横纹上1寸，尺骨头桡侧凹陷中。取穴时掌心向上，用一手指按在尺骨头的最高点上，然后手掌旋后，在手指滑入的骨缝中即是该穴。因此，根据定位及取穴方法，养老穴的歌赋调为"腕后高突翻养老"更为适宜。支正穴为手太阳小肠经之络穴，在腕背侧远端横纹上5寸，尺骨尺侧与尺侧腕屈肌腱之间。该穴是在腕背侧横纹上5寸，因此其歌赋修正为"支正腕后五寸量"更为恰当。小海穴为手太阳小肠经之合穴，在尺骨鹰嘴与肱骨内上髁之间凹陷处。因此，小海穴之歌赋可调为"小海肘髁鹰嘴中"，易懂易记，易定穴。

肩贞肩端后陷中，臑俞肩臑骨陷考，
天宗肩骨下陷中，秉风肩上小髃空[①]。

①髃空：髃，指髃骨，是肩端之骨，即肩胛骨头白之上棱骨。空，是指当举臂时有空。

肩贞穴在肩关节后下方，腋后纹头直上1寸。根据其穴位定位，肩贞的歌赋可调为"肩贞腋上一寸寻"，更容易理解和定穴。臑俞在腋后纹头直上，肩胛冈下缘凹陷中。根据该穴的定位方法，其歌赋可调为"臑俞贞上冈下缘"，更容易明确，说明臑俞穴是在肩贞穴之上，冈下缘的凹陷中。天宗穴在肩胛冈中点与肩胛骨下角连线的上1/3与下2/3交点凹陷中。秉风在肩胛冈中点上方冈上窝中。

曲垣肩中曲胛陷，外俞[①]上胛一寸从，
中俞[②]大椎二寸旁，天窗曲颊[③]动[④]陷详。

①外俞：指肩外俞。
②中俞：指肩中俞。
③曲颊：即下颌角部。
④动：指的是颈动脉。

曲垣穴在肩胛区，肩胛冈内侧端上缘凹陷中。肩外俞在第1胸椎棘突下，后正中线旁开3寸。根据其定位方式，肩外俞穴的歌赋可修订为"外俞胸一三寸从"，更为恰当，也容易定位。肩中俞在第7颈椎棘突下，后正中线旁开2寸。

天窗穴横平喉结，在胸锁乳突肌的后缘。

天容耳下曲颊后，颧髎面鸠锐骨量，
听宫耳中珠子上，此为小肠手太阳。

天容穴在下颌角后方，胸锁乳突肌的前缘凹陷中。颧髎穴在颧骨下缘，目外眦直下的凹陷中。根据其定位，颧髎穴的歌赋可调整为"颧髎颧骨下缘中"。听宫穴为本经之末穴，在耳屏前，下颌骨髁状突的后方，张口时呈凹陷处。以上就是手太阳小肠经之穴位。

第七节 足太阳膀胱经穴分寸歌（67穴）

【歌赋】

> 足太阳兮膀胱经，目内眦角始晴明。
> 眉头陷中攒竹取，曲差神庭旁五寸。
> 五处直行后五分，承通络却玉枕穴，
> 后循俱是寸五行，天柱项后发际内。
> 大筋外廉之陷中，自此脊中开二寸，
> 第一大杼二风门，三椎肺俞厥阴四，
> 心五督六膈七论，肝九胆十脾十一。
> 胃俞十二椎下寻，十三三焦十四肾，
> 气海俞在十五椎，大肠十六小十八，
> 十七关元俞可推。
> 膀胱俞穴十九椎，中膂内俞二十下，
> 白环俞穴廿一椎，小肠俞至白环内。
> 腰空上次中下髎，会阳阴微尻骨旁。
> 背开二寸二行了，别从脊中三寸半，
> 第二椎下为附分，三椎魄户四膏肓，
> 第五椎下神堂尊，第六谚语膈关七。
> 第九魂门阳纲十，十一意舍之穴存，
> 十二胃仓穴已分，十三肓门端正在。
> 十四志室不须论，十九胞肓廿秩边。
> 背部三行下行循。承扶臀下股上约，
> 下行六寸是殷门，从殷外斜上一寸，

屈膝得之浮郄寻，委阳承扶下六寸。
从郄内斜并殷门，委中膝腘约纹里，
此下三寸寻合阳，承筋脚跟上七寸，
穴在腨肠之中央，承山腿肚分肉间，
外踝七寸上飞扬，跗阳外踝上三寸，
昆仑外跟陷中央，仆参亦在踝骨下。
申脉踝下五分张，金门申脉下一寸，
京骨外侧大骨当，束骨本节后陷中。
通谷节前陷中量，至阴小趾外侧端，
去爪甲之韭叶方。

【注解】

足太阳兮膀胱经，目内眦角始睛明。

膀胱经名为足太阳，起于内眼角的睛明穴。睛明在目内眦上方眶内侧壁凹陷中。

眉头陷中攒竹取，曲差神庭旁寸五。

攒竹穴在眉头凹陷中，额切迹处。攒竹之后当是眉冲穴，但此处无眉冲的歌赋，根据眉冲穴的定位将其歌赋编写为"眉冲眉头直上取，入发五分相交处"。曲差穴在前发际正中直上0.5寸，旁开1.5寸。

五处直行后五分，承通①络却玉枕穴，
后循俱是寸五行，天柱项后发际内。

①承通：承指的是承光穴，通指的是通天穴。

五处穴在前发际正中直上1寸，旁开1.5寸。承光、通天、络却每穴相距1.5寸，皆是旁开1.5寸。根据其定位，以上3个穴位的歌赋调为"承光通天络却穴，前后左右各寸半"较为适宜。玉枕穴横平枕外隆凸上缘，在后发际正中旁开1.3寸，故其歌赋可调为"玉枕夹脑一寸三，入发三寸枕骨取"。天柱在后发际直上0.5寸，旁开1.3寸。

大筋外廉之陷中，自此脊中开二寸。

脊中开二寸指的是膀胱经的第1侧线，膀胱经第1侧线应是1.5寸，而非2寸。

第一大杼二风门，三椎肺俞厥阴四，
心五督六膈七论，肝九胆十脾十一。

胃俞十二椎下寻，十三三焦十四肾，
气海俞在十五椎，大肠十六小十八，
十七关元俞可推。

大杼在第1胸椎棘突下，后正中线旁开1.5寸。风门穴在第2胸椎棘突下，后正中线旁开1.5寸。肺俞为肺的背俞穴，在第3胸椎棘突下，后正中线旁开1.5寸。厥阴俞为心包之背俞穴，在第4胸椎棘突下，后正中线旁开1.5寸。

心俞为心的背俞穴，在第5胸椎棘突下，后正中线旁开1.5寸。督俞在第6胸椎棘突下，后正中线旁开1.5寸。膈俞为八会之血会，在第7胸椎棘突下，后正中线旁开1.5寸。肝俞为肝的背俞穴，在第9胸椎棘突下，后正中线旁开1.5寸。胆俞为胆的背俞穴，在第10胸椎棘突下，后正中线旁开1.5寸。脾俞为脾的背俞穴，在第11胸椎棘突下，后正中线旁开1.5寸。胃俞为胃的背俞穴，在第12胸椎棘突下，后正中线旁开1.5寸。三焦俞为三焦的背俞穴，在第13椎（即第1腰椎）棘突下，后正中线旁开1.5寸。肾俞为肾的背俞穴，在第14椎（即第2腰椎）棘突下，后正中线旁开1.5寸。气海俞在第15椎（即第3腰椎）棘突下，后正中线旁开1.5寸。大肠俞为大肠的背俞穴，在第16椎（即第4腰椎）棘突下，后正中线旁开1.5寸。小肠俞为小肠的背俞穴，在第18椎（即第1骶椎）棘突下，后正中线旁开1.5寸。关元俞在第17椎（即第5腰椎）棘突下，后正中线旁开1.5寸。

膀胱俞穴十九椎，中膂内俞二十下，
白环俞穴廿一[1]椎，小肠俞至白环内。

①廿（niàn）一：廿，指二十。廿一，即二十一。

膀胱俞为膀胱的背俞穴，在第19椎（即第2骶椎）棘突下，后正中线旁开1.5寸。中膂俞在第20椎（即第3骶椎）棘突下，后正中线旁开1.5寸。白环俞在第21椎（即第4骶椎）棘突下，后正中线旁开1.5寸。从小肠俞（膀胱俞、中膂俞）至白环俞分别横平第1、第2、第3、第4骶后孔，骶正中嵴旁开1.5寸。

对于各椎体旁开1.5寸位置的腧穴有多种不同版本的定位歌赋，目前临床中流传较为广泛的歌赋为"第一大椎二风门，三椎肺俞四厥阴，心五督六膈俞七，九肝十胆仔细分，十一脾俞十二胃，十三三焦十四肾，气海十五大肠六，七八关元小肠俞，十九膀胱廿中膂，廿一椎旁白环俞"。

腰空上次中下髎，会阳阴微尻骨[1]旁。

①尻骨：指尾椎骨。

上髎、次髎、中髎、下髎（各两穴）左右共八穴，分别在第1、2、3、4骶后孔内。会阳穴在尾骨尖旁开0.5寸。

> 背开二寸二行了，别从脊中三寸半，
> 第二椎下为附分，三椎魄户四膏肓，
> 第五椎下神堂尊，第六譩譆膈关七。
> 第九魂门阳纲十，十一意舍之穴存，
> 十二胃仓穴已分，十三肓门端正在。
> 十四志室不须论，十九胞肓廿秩[①]边。

①秩：即秩边穴。

膀胱经第1侧线，当是后正中线旁开1.5寸；膀胱经第2侧线，当是后正中线旁开3寸。附分在第2胸椎棘突下，后正中线旁开3寸。魄户在第3胸椎棘突下，后正中线旁开3寸。膏肓在第4胸椎棘突下，后正中线旁开3寸。神堂在第5胸椎棘突下，后中线旁开3寸。譩譆在第6胸椎棘突下，后正中线旁开3寸。膈关穴在第7胸椎棘突下，后中线旁开3寸。魂门在第9胸椎棘突下，后正中线旁开3寸。阳纲在第10胸椎棘突下，后正中线旁开3寸。意舍在第11胸椎棘突下，后正中线旁开3寸。胃仓在第12胸椎棘突下，后正中线旁开3寸。肓门在第13椎（即第1腰椎）棘突下，后正中线旁开3寸。志室在第14椎（即第2腰椎）棘突下，后正中线旁开3寸。胞肓在第19椎（即第2骶椎）棘突下，后正中线旁开3寸。秩边在第21椎（即横平第4骶椎）棘突下，后正中线旁开3寸。

> 背部三行下行循。承扶臀下股上约，
> 下行六寸是殷门，从殷外斜上一寸，
> 屈膝得之浮郄寻，委阳承扶下六寸。

承扶穴在臀横纹中央。殷门穴在承扶穴与委中穴的连线上，承扶穴下6寸。浮郄穴在委阳穴上1寸，股二头肌腱内侧。委阳穴为三焦的下合穴，在腘窝横纹外端，股二头肌腱内缘。

> 从郄内斜并殷门，委中膝腘约纹里，
> 此下三寸寻合阳，承筋脚跟上七寸，
> 穴在腨肠[①]之中央，承山腿肚分肉间，
> 外踝七寸上飞扬，跗阳外踝上三寸，
> 昆仑外跟陷中央，仆参亦在踝骨下。

申脉踝下五分张，金门申脉下一寸，
京骨外侧大骨②当，束骨本节③后陷中。
通谷④节前陷中量，至阴小趾外侧端，
去爪甲之韭叶方。

①腨肠：指小腿肚。
②大骨：指第5跖骨粗隆。
③本节：指掌关节或跖趾关节的圆形突起部。
④通谷：指足通谷。

委中穴为足太阳膀胱经之合穴，膀胱之下合穴，且为"四总穴"之一，是临床重要穴位，运用广泛，尤善治疗腰腿疼痛。委中穴在腘窝横纹中央。合阳穴在委中穴直下2寸。承筋穴在跟上7寸，小腿肚之中央。承山穴在小腿后区，腓肠肌两肌腹与肌腱交角处。飞扬为足太阳之络穴，在昆仑直上7寸，腓肠肌外下缘与跟腱移行处。跗阳穴为阳跷脉之郄穴，在昆仑直上3寸，腓骨与跟腱之间。昆仑穴为足太阳之经穴，在外踝尖与跟腱之间的凹陷处。仆参在昆仑直下，跟骨外侧，赤白肉际处。申脉为八脉交会穴之一，通于阳跷脉，在外踝尖直下，外踝下缘与跟骨之间凹陷中。金门穴为足太阳经气血深聚之郄穴，外踝前缘直下，约在申脉下1寸。京骨穴为足太阳之原穴，在第5跖骨粗隆前下方，赤白肉际处。束骨穴为足太阳之输穴，在第5跖趾关节的近端，赤白肉际处。足通谷为足太阳之荥穴，在第5跖趾关节的远端，赤白肉际处。至阴穴为本经之末穴，为足太阳之井穴，在小趾末节外侧，趾甲根角侧后方0.1寸。

第八节　足少阴肾经穴分寸歌（27穴）

【歌赋】

足掌心中是涌泉，然谷内踝一寸前，
太溪踝后跟骨上，大钟跟后踵骨边。
水泉溪下一寸觅，照海踝下四分真，
复溜踝后上二寸，交信后上二寸联，
二穴只隔筋前后，太阴之后少阴前。
筑宾内踝上腨分，阴谷膝下屈筋间。
横骨大赫并气穴，四满中注亦相连，
五穴上行皆一寸，中行旁开五分边。

肓俞上行亦一寸，但在脐旁半寸间。

商曲石关阴都穴，通谷幽门五穴联，

五穴上下一寸取，各开中行五分前。

步廊神封灵墟穴，神藏彧中俞府安，

上行寸六旁二寸，俞府璇玑二寸观。

【注解】

足掌心中是涌泉，然谷内踝一寸前，

太溪踝后跟骨上，大钟跟后踵骨①边。

①踵（zhǒng）骨：指跟骨。

涌泉穴是足少阴肾经第一个穴位，是本经之井穴，为临床常用重要穴位，在足部掌心凹陷中。然谷穴为足少阴肾经之荥穴，在足内侧，足舟骨粗隆下方，赤白肉际处。太溪为足少阴肾经之原穴，在内踝尖与跟腱之间的凹陷中。大钟为足少阴肾经之络穴，在跟骨上缘，跟腱附着部前缘凹陷中，在太溪穴稍后5分处。

水泉溪下一寸觅，照海踝下四分真，

复溜踝后上二寸，交信后上二寸联，

二穴只隔筋前后，太阴之后少阴前。

水泉穴为足少阴肾经之郄穴，在太溪穴直下1寸的位置。照海穴为八脉交会穴之一，通于阴跷脉，在内踝下缘边际凹陷中。复溜穴为足少阴肾经之经穴，在小腿内侧，内踝尖上2寸，跟腱之前缘。交信穴为阴跷脉之郄穴，在内踝尖上2寸，胫骨内侧缘后际凹陷中。复溜与交信均在内踝尖上2寸的位置，复溜穴在跟腱的前缘，交信穴在胫骨内侧缘后际，两穴相距5分左右。

筑宾内踝上腨分，阴谷膝下屈筋间。

筑宾穴为阴维脉之郄穴，在太溪穴直上5寸，比目鱼肌与跟腱之间。阴谷穴在膝后区，腘横纹上，半腱肌肌腱外侧缘。

横骨大赫并气穴，四满中注亦相连，

五穴上行皆一寸，中行旁开五分边。

横骨、大赫、气穴、四满、中注五穴均在下腹部，前正中线旁开0.5寸，且每穴相距1寸，其定位分别是横骨穴在脐下5寸，大赫穴在脐下4寸，气穴在脐下3寸，四满穴在脐下2寸，中注穴在脐下1寸。

肓俞上行亦一寸，但在脐旁半寸间。

肓俞穴在中注上1寸，即横平脐，在脐中旁开0.5寸。

商曲石关阴都穴，通谷^①幽门五穴联，
五穴上下一寸取，各开中行五分前。

①通谷：指腹通谷。

商曲、石关、阴都、腹通谷、幽门五穴均在脐上的位置，前正中线旁开0.5寸，且每穴相距1寸，其定位分别是商曲穴在脐中上2寸，石关穴在脐中上3寸，阴都穴在脐中上4寸，腹通谷穴在脐中上5寸，幽门穴在脐中上6寸。

步廊神封灵墟穴，神藏或中俞府安，
上行寸六旁二寸，俞府璇玑二寸观。

步廊、神封、灵墟、神藏及或中五穴均在胸部肋间隙中，距前正中线2寸，且每穴相隔1肋，步廊穴在第5肋间隙，神封在第4肋间隙，灵墟在第3肋间隙，神藏在第2肋间隙，或中在第1肋间隙。俞府穴为足少阴肾经之末穴，在锁骨下缘，前正中线旁开2寸。

第九节　手厥阴心包经穴分寸歌（9穴）

【歌赋】

心络起自天池间，乳后旁一腋下三。
天泉曲腋下二寸，曲泽屈肘陷中参，
郄门去腕后五寸，间使腕后三寸然，
内关去腕后二寸，大陵掌后横纹间。
劳宫屈拳名指取，中指之末中冲端。

【注解】

心络^①起自天池间，乳后旁一^②腋下三。

①心络：指心包络，意指与心包相通的络脉。心包与络应有所区分，但后来注家多以"心包络"为专名。

②旁一：指乳头旁开1寸。

心包经起于胸部的天池穴。天池穴在第4肋间隙，前正中线旁开5寸，即乳头旁开1寸。

天泉曲腋下二寸，曲泽屈肘陷中参，
郄门去腕后五寸，间使腕后三寸然，
内关去腕后二寸，大陵掌后横纹间。

天泉穴在上臂前区，腋前纹头下2寸。曲泽穴为手厥阴心包经之合穴，在肘横纹上，肱二头肌腱的尺侧缘凹陷中。郄门为手厥阴心包经之郄穴，在腕掌侧远端横纹上5寸，掌长肌腱与桡侧腕屈肌腱之间。间使为手厥阴心包经之经穴，在腕掌侧远端横纹上3寸，掌长肌腱与桡侧腕屈肌腱之间。内关为手厥阴心包经之络穴，且为八脉交会穴之一，通于阴维脉，该穴是临床常用重要穴位，应用十分广泛。内关穴在腕掌侧远端横纹上2寸，掌长肌腱与桡侧腕屈肌腱之间。大陵为手厥阴心包经之原穴、输穴，在腕掌侧远端横纹中，掌长肌腱与桡侧腕屈肌腱之间。

劳宫屈拳名指①**取，中指之末中冲端。**

①名指：指无名指。劳宫穴应在中指尖处，此处应是中指而非无名指。

劳宫穴为手厥阴心包经之荥穴，握拳屈指时，中指尖所到处即是该穴，在第3掌骨桡侧。中冲穴为手厥阴心包经之井穴，在中指末端最高点。

第十节　手少阳三焦经穴分寸歌（23穴）

【歌赋】

无名外侧端关冲，液门小次指陷中，
中渚液门上一寸，阳池腕前表陷中。
外关腕后二寸陷，关上一寸支沟名，
外关一寸会宗平，斜上一寸三阳络。
肘前五寸四渎称，天井肘外大骨后，
肘上一寸骨罅中，井上一寸清冷渊。
消泺臂肘分肉端，臑会肩端前二寸，
肩髎臑上陷中看，天髎肩井后一寸。
天牖耳下一寸间，翳风耳后尖角陷，
瘈脉耳后青脉看，颅息青络脉之上。
角孙耳上发下间，耳门耳前缺处陷，
和髎横动脉耳前，欲觅丝竹空何在，
眉后陷中仔细观。

【注解】

无名外侧端关冲，液门小次指^①陷中。

①小次指：指第4手指，即无名指，又叫小指之次指。

关冲穴在无名指末节外侧（即尺侧）指甲根角侧上方0.1寸，是手少阳三焦经之井穴。液门穴为三焦经之荥穴，在第4、5指间，指蹼缘上方赤白肉际凹陷中。

中渚液门上一寸，阳池腕前表陷中。
外关腕后二寸陷，关上一寸支沟名，
外关一寸会宗平，斜上一寸三阳络。
肘前五寸四渎称，天井肘外大骨后，
肘上一寸骨罅^①中。

①骨罅（xià）：罅，缝隙。骨罅即骨缝隙。

中渚穴为三焦经之输穴，在手背第4、5掌骨间，第4掌指关节近端凹陷中。阳池穴为三焦经之原穴，在腕背侧远端横纹上，指伸肌腱的尺侧缘凹陷中。外关穴为三焦经之络穴，且为八脉交会穴之一，通于阳维脉，在腕背侧远端横纹上2寸，尺骨与桡骨间隙中点。外关穴上1寸为支沟穴，支沟是三焦经之经穴。会宗穴与支沟穴相平，在尺骨桡侧缘，属于三焦经之郄穴。三阳络在腕背侧远端横纹上4寸，尺骨与桡骨间隙中点。四渎穴在肘尖下5寸，尺骨与桡骨间隙中点。天井穴在肘尖上1寸凹陷中，属于三焦经之合穴。

井上一寸清冷渊。消泺臂肘分肉端，
臑会肩端前二寸，肩髎臑上陷中看，
天髎肩井后一寸。

清冷渊穴在天井穴上1寸，即肘尖上2寸。消泺穴在肘尖与肩峰角连线上，肘尖上5寸。臑会在肩峰角（即肩髎）下3寸，当三角肌的后缘。肩髎在肩峰角与肱骨大结节两骨间凹陷中，当臂外展时，于肩峰后下方凹陷处。天髎穴在肩井后1寸。

天牖耳下一寸间，翳风耳后尖角^①陷，
瘈脉耳后青脉^②看，颅息青络脉之上。
角孙耳上发下间，耳门耳前缺处陷，
和髎^③横动脉^④耳前，欲觅丝竹空何在，

眉后陷中仔细观。

①尖角：指乳突下端。

②青脉：指耳后动静脉，瘈脉在耳郭根后，耳后肌中，有耳后动静脉。

③和髎：指耳和髎。

④横动脉：指颞浅动脉后缘处。

天牖穴横平下颌角，在胸锁乳突肌的后缘凹陷中。翳风穴在耳垂后方，乳突下端前方凹陷中。瘈脉穴在角孙与翳风沿耳轮弧形连线的上2/3与下1/3交点处。颅息穴在角孙与翳风穴沿耳后弧形连线的上1/3与下2/3交点处。角孙穴在耳尖正对发际处。耳门穴在耳屏上切迹的凹陷中。耳和髎在颞浅动脉的后缘。丝竹空在眉梢凹陷中。

第十一节　足少阳胆经穴分寸歌（44穴）

【歌赋】

足少阳兮四十三，头上廿穴分三折，
起自瞳子至风池，积数陈之依次第。
外眦五分瞳子髎，耳前陷中寻听会，
上行一寸客主人，内斜曲角上颔厌。
后行颔中厘下穴，曲鬓耳前上发际，
率谷入发寸半安，天冲耳后斜二寸。
浮白下行一寸间，窍阴穴在枕骨下，
完骨耳后入发际，量得四分须用记，
本神神庭旁三寸，入发四分耳上系，
阳白眉上一寸许，上行五分是临泣。
临后寸半目窗穴，正营承灵及脑空，
后行相去一寸五，风池耳后发陷中。
肩井肩上陷中取，大骨之前寸半明，
渊腋腋下行三寸，辄筋复前一寸行。
日月乳下二肋缝，下行五分是穴名，
脐上五分旁九五，季肋夹脊是京门。
季下寸八寻带脉，带下三寸穴五枢，
维道章下五三定，维下三寸居髎名，
环跳髀枢宛中陷，风市垂手中指终，

膝上五寸中渎穴，膝上二寸阳关寻。
阳陵膝下一寸住，阳交外踝上七寸，
外丘外踝七寸同，此系斜属三阳分。
踝上五寸定光明，踝上四寸阳辅穴，
踝上三寸是悬钟，丘墟踝前陷中取。
丘下三寸临泣存，临下五分地五会，
会下一寸侠溪轮，欲觅窍阴穴何在，
小趾次趾外侧寻。

【注解】

足少阳兮四十三[①]，头上廿穴[②]分三折[③]，
起自瞳子至风池，积数陈之依次第。

①四十三：指足少阳胆经穴位数，应是四十四穴，非四十三穴。

②头上廿穴：指足少阳胆经头上有二十穴，分别是瞳子髎、听会、上关、颔厌、悬颅、悬厘、曲鬓、率谷、天冲、浮白、头窍阴、完骨、本神、阳白、头临泣、目窗、正营、承灵、脑空、风池，共计二十穴。

③分三折：自瞳子髎至完骨是一折；又自完骨外折，上至阳白，会晴明是一折；又自晴明上行，循临泣至风池是一折。故称为"分三折"。

足少阳胆经共有44穴，头上即有20穴，分为三条线循行，起于瞳子髎，止于风池穴。因其头部穴位多曲折，难以分别，故按照一定的顺序记述。

外眦五分瞳子髎，耳前陷中寻听会，
上行一寸客主人[①]，内斜曲角上颔厌。

①客主人：足少阳胆经上关穴之别名。

瞳子髎是足少阳胆经第1个穴位，在目外眦外侧0.5寸凹陷中。听会在耳屏间切迹前方的凹陷中。上关穴在颧弓上缘凹陷中。颔厌在头维至曲鬓的弧形连线的上1/4与下3/4交点处。

后行颅中厘下穴[①]，曲鬓耳前上发际，
率谷入发寸半安，天冲耳后斜二寸。
浮白下行一寸间，窍阴穴[②]在枕骨下，
完骨耳后入发际，量得四分须用记。

①颅中厘下穴：颅中，指悬颅穴在头维至曲鬓的弧形连线中点处。厘下，指悬厘穴在头维至曲鬓的弧形连线的上3/4与下1/4交点处。

②窍阴穴：指头窍阴。

悬颅穴在头维至曲鬓的弧形连线中点处。悬厘在头维至曲鬓的弧形连线的上3/4与下1/4交点处。曲鬓在耳前鬓角发际与耳尖水平线的交点处。率谷穴在耳尖直上入发际1.5寸。天冲在耳根后缘直上，入发际2寸。浮白穴在耳尖后方，入发际1寸。头窍阴在耳后乳突的后上方，从天冲至完骨的弧形连线的上2/3与下1/3交点处。完骨在耳后乳突的后下方凹陷中。

<blockquote>
本神神庭旁三寸，入发四分耳上系，
阳白眉上一寸许，上行五分是临泣①。
临后寸半目窗穴，正营承灵及脑空，
后行相去一寸五，风池耳后发陷中。
</blockquote>

①临泣：指头临泣。

本神在神庭穴（即督脉）旁开3寸，入发际5分。阳白穴在眉上1寸，瞳孔直上。头临泣在前发际上0.5寸，瞳孔直上。目窗穴在前发际上1.5寸，因此并非头临泣上1.5寸，应是头临泣上1寸。正营穴在目窗穴后1寸。承灵穴在正营穴后1.5寸。脑空穴在风池穴直上1.5寸，与督脉的脑户穴持平，在枕骨粗隆上缘外两旁。风池穴在耳后发际处，胸锁乳突肌与斜方肌之间的凹陷中，与风府穴相平。

<blockquote>
肩井肩上陷中取，大骨之前寸半明，
渊腋腋下行三寸，辄筋复前一寸行。
日月乳下①二肋缝，下行五分是穴名。
</blockquote>

①乳下：即指乳根穴，在第5肋间隙。

肩井穴在第7颈椎棘突与肩峰最外侧点连线的中点。渊腋穴在第4肋间隙中，腋中线上，即腋窝下3寸。辄筋穴在渊腋（即腋中线）前1寸。日月穴在第7肋间隙，前正中线旁开4寸。

<blockquote>
脐上五分旁九五，季肋夹脊是京门。
季下寸八寻带脉，带下三寸穴五枢，
维道章下五三定，维下三寸居髎名，
环跳髀枢①宛中陷，风市垂手中指终。
</blockquote>

①髀枢：指股骨大转子。

京门穴在上腹部，第12肋骨游离端的下际。根据其定位方法，京门穴的歌赋可调为"京门十二肋骨端",易于定位,也便于记忆。带脉穴在侧腹部,第11肋骨游离端垂直线与脐水平线的交点上。根据其取穴方法,带脉穴的歌赋可调为"带脉平脐肋下连",便于定穴,也易于理解。五枢穴横平脐下3寸,在髂前上棘内侧。维道穴在髂前上棘内下0.5寸,根据该穴定位,其歌赋修改为"前下五分维道还"更为确切。居髎穴在髂前上棘与股骨大转子最凸点连线的中点处。根据定位方法,将该穴的歌赋调整为"居髎髂前转子取"更为适合。环跳穴在股骨大转子最凸点与骶管裂孔连线的外1/3与内2/3交点处,该穴是临床治疗腰腿疼痛常用的重要穴位。风市穴在直立垂手,掌心贴于大腿时,中指尖所指凹陷中。

膝上五寸中渎穴,膝上二寸阳关①寻。

①阳关:指膝阳关。

中渎穴在腘窝横纹上7寸处。膝阳关在股骨外上髁后上缘,股二头肌腱与髂胫束之间的凹陷中。

阳陵膝下一寸住,阳交外踝上七寸,
外丘外踝七寸同,此系斜属三阳分①。

①三阳分:指阳交穴附近是三条阳经(足少阳胆经、足阳明胃经、足太阳膀胱经)靠近处。

阳陵泉在腓骨小头前下方凹陷中。该穴是临床常用重要穴位,既是胆经之合穴,又是胆腑下合穴,属于八会之筋会,是治疗筋病及肝胆病之要穴。阳交穴在外踝尖上7寸,腓骨后缘,属于阳维脉之郄穴。外丘也在外踝尖上7寸位置,但在腓骨之前缘,为足少阳胆经之郄穴。

踝上五寸定光明,踝上四寸阳辅穴,
踝上三寸是悬钟,丘墟踝前陷中取。

光明穴在外踝尖上5寸,腓骨前缘,该穴为足少阳胆经之络穴,是治疗眼疾之要穴。阳辅穴在外踝尖上4寸,腓骨前缘,是足少阳胆经之经穴。悬钟在外踝尖上3寸,腓骨前缘,该穴又名绝骨,为八会之髓会,是临床常用重要穴位。丘墟在外踝前下方,为足少阳胆经之原穴。

丘下三寸临泣①存,临下五分地五会,
会下一寸侠溪轮,欲觅窍阴②穴何在,
小趾次趾外侧寻。

①临泣：指足临泣。

②窍阴：指足窍阴。

足临泣在第4、5跖骨底结合部的前方，第5趾长伸肌腱外侧凹陷中。足临泣为足少阳胆经之输穴，又为八脉交会穴之一，通于带脉。地五会在第4跖趾关节近端凹陷中。侠溪穴在第4、5趾间，趾蹼缘后方赤白肉际处，为足少阳胆经之荥穴。足窍阴在第4趾本节外侧，趾甲根角侧后方0.1寸，为足少阳胆经之井穴。

第十二节　足厥阴肝经穴分寸歌（14穴）

【歌赋】

大敦足大端外侧，行间两趾缝中间，
太冲本节后二寸，中封内踝前一寸。
蠡沟踝上五寸是，中都上行二寸中，
膝关犊鼻下二寸，曲泉曲膝尽横纹。
阴包膝上行四寸，气冲三寸下五里，
阴廉气冲下二寸，急脉毛际旁二五。
厥阴大络系睾丸，章门脐上二旁六，
期门从章斜行乳，直乳二肋端缝已。

【注解】

大敦足大端外侧，行间两趾缝中间，
太冲本节后二寸，中封内踝前一寸。

大敦在大趾本节外侧，趾甲根角侧后方0.1寸，为足厥阴肝经之井穴。行间穴在第1、2趾间，趾蹼缘后方赤白肉际处，为足厥阴肝经之荥穴。太冲穴在第1、2跖骨间，跖骨底结合部前方凹陷中，为足厥阴肝经之输穴、原穴，是全身重要穴位之一，临床运用广泛，凡肝气郁结、肝火旺盛皆可取用。中封穴在内踝前，商丘与解溪的中间，为足厥阴肝经之经穴。

蠡沟踝上五寸是，中都上行二寸中，
膝关犊鼻下二寸，曲泉曲膝尽横纹。

蠡沟穴在内踝尖上5寸，胫骨内侧面的中央，该穴为足厥阴肝经之络穴，是治疗生殖系统疾病之要穴，尤其善治男科病。中都穴在蠡沟穴上2寸，即内踝尖上7寸，为足厥阴肝经之郄穴。膝关穴在膝部，胫骨内侧髁的下方，阴陵泉后1寸。曲泉穴在腘横纹内侧端，半腱肌肌腱内缘凹陷中，为足厥阴肝经之合穴。

阴包膝上行四寸，气冲三寸下五里，
阴廉气冲下二寸，急脉毛际旁二五[①]。

①旁二五：指前正中线旁开2.5寸。

阴包穴在髌底上4寸。足五里穴在气冲穴直下3寸。阴廉穴在气冲直下2寸。急脉穴横平耻骨联合上缘，在前正中线旁开2.5寸。

厥阴大络系睾丸，章门脐上二旁六，
期门从章斜行乳，直乳二肋端缝已。

足厥阴肝经的络穴蠡沟联系睾丸，因此蠡沟穴是治疗男性生殖系统疾病之要穴。章门穴在第11肋游离端的下际，根据该穴的定位方法，其歌赋可调整为"章门十一肋骨端"，更易理解和记忆。期门穴在第6肋间隙，前正中线旁开4寸。根据其定位，该穴的歌赋可修改为"期门乳下两肋间"，符合穴位定位，也便于找穴。

第十三节　督脉经穴分寸歌（28穴）

【歌赋】

尾闾骨端是长强，二十一椎腰俞当，
十六阳关十四命，三一悬枢脊中央。
十椎中枢筋缩九，七椎之下乃至阳，
六灵五神三身柱，陶道一椎之下乡，
一椎之上大椎穴，上至发际哑门行，
风府一寸宛中取，脑户二五枕上方。
再上四寸强间位，五寸五分后顶强，
七寸百会顶中取，耳尖前后发中央，
前顶前行八寸半，前行一尺囟会量，
一尺一寸上星位，前发尺二神庭当。
鼻端准头素髎穴，水沟鼻下人中藏，
兑端唇上端上取，龈交唇内齿缝乡。

【注解】

尾闾①骨端是长强，二十一椎腰俞当，
十六阳关②十四命③，三一④悬枢脊中央。

①尾闾（lǘ）：此处指尾骨。

②阳关：指腰阳关。

③命：指命门穴。

④三一：三指的是十三，悬枢穴在第13椎下。一指的是十一，脊中穴在第11椎下。

长强穴在尾骨下方，尾骨端与肛门连线的中点处。腰俞正对骶管裂孔，根据解剖定位，该穴的歌赋调整为"骶管裂孔取腰俞"更为实用。以第1胸椎为第1椎，自上而下数，腰阳关穴正在第16椎下，也就是第4腰椎棘突下，平髂嵴最高点处，这是重要的定位标志。命门在第14椎下，即第2腰椎棘突下。悬枢穴在第13椎下，即第1腰椎棘突下。脊中穴在第11胸椎棘突下。

十椎中枢筋缩九，七椎之下乃至阳，
六灵五神①三身柱，陶道一椎之下乡，
一椎②之上大椎穴，上至发际哑门行，
风府一寸宛中取，脑户二五枕上方。

①六灵五神：六灵，"六"指的是第6胸椎，"灵"指的是灵台穴。五神，"五"指的是第5胸椎，"神"指的是神道穴。

②一椎：指第1胸椎。

中枢穴在第10胸椎棘突下，后正中线上凹陷中。筋缩穴在第9胸椎棘突下，后正中线凹陷中。至阳穴在第7胸椎棘突下，后正中线凹陷中。灵台穴在第6胸椎棘突下，后正中线上凹陷中。神道穴在第5胸椎棘突下，后正中线上凹陷中。身柱穴在第3胸椎棘突下，后正中线凹陷中。陶道穴在第1胸椎棘突下，后正中线凹陷中。大椎穴在第7颈椎棘突下，后正中线凹陷中。哑门穴在第2颈椎棘突上际，后正中线凹陷中。风府穴在枕外隆突直下，两侧斜方肌之间凹陷中。脑户穴在枕外隆凸的上缘凹陷中。

再上四寸强间位，五寸五分后顶强，
七寸百会顶中取，耳尖前后发中央，
前顶前行八寸半，前行一尺囟会量，
一尺一寸上星位，前发尺二神庭当。

强间穴在后发际正中直上4寸。后顶穴在后发际正中直上5.5寸。百会穴在后发际正中直上7寸，即前发际正中直上5寸，平两耳尖的连线。前顶穴在后发际正中直上8.5寸，即前发际正中直上3.5寸。囟会穴在前发际正中直上2寸。上星穴在前发际正中直上1寸。神庭穴在前发际正中直上0.5寸，根据该穴的定位，其歌赋可调改为"神庭五分入发际"，通俗易懂，便于记忆，也便于定穴。

鼻端准头素髎穴，水沟鼻下人中藏，
兑端唇上端上取，龈交唇内齿缝乡。

素髎穴在鼻尖正中央。水沟穴在人中沟的上1/3与下2/3交界处，该穴是急救要穴，针刺取穴方便，临床广为运用，又名人中穴。兑端穴在上唇结节的中点。龈交穴在上唇系带与上牙龈的交点。

另外，印堂归属经外奇穴，新国标依据其定位和主治作用将其归入了督脉，由此督脉由原来的28穴成为现在的29穴。根据印堂穴的定位，该穴的歌赋可编写为"印堂穴在两眉间"。

第十四节　任脉经穴分寸歌（24穴）

【歌赋】

任脉会阴两阴间，曲骨毛际陷中安，
中极脐下四寸取，关元脐下三寸连。
脐下二寸名石门，脐下寸半气海全，
脐下一寸阴交穴，脐之中央即神阙。
脐上一寸为水分，脐上二寸下脘列，
脐上三寸名建里，脐上四寸中脘许。
脐上五寸上脘在，巨阙脐上六寸五，
鸠尾蔽骨下五分，中庭膻下寸六取。
膻中却在两乳间，膻上寸六玉堂主，
膻上紫宫三寸二，膻上华盖四八举。
膻上璇玑五寸八，玑上一寸天突取，
天突喉下约四寸，廉泉颔下骨尖已，
承浆颐前唇棱下，任脉中央行腹里。

【注解】

任脉会阴两阴间，曲骨毛际陷中安，
中极脐下四寸取，关元脐下三寸连。

会阴穴为任脉第1个穴位，在前后两阴之间，即男性的阴囊根部与肛门连线的中点，女性在大阴唇后联合与肛门连线的中点。曲骨穴在耻骨联合上缘，前正中线上。中极穴在脐中下4寸，前正中线上，为膀胱之募穴。关元穴在脐中下3寸，前正中线上，该穴为小肠之募穴，是全身重要穴位之一，具有大补元气的作用，是补虚保健之要穴。

脐下二寸名石门，脐下寸半气海全，
脐下一寸阴交穴，脐之中央即神阙。

石门穴在脐中下2寸，前正中线上，是三焦之募穴。气海穴在脐中下1.5寸，前正中线上，该穴是全身常用重要穴位之一，为元气所生之处，是补虚保健之要穴。阴交穴在脐中下1寸，前正中线上。神阙穴在脐中央，该穴在临床只灸而不针，是各种虚证、脱证急救及保健之要穴。

脐上一寸为水分，脐上二寸下脘列，
脐上三寸名建里，脐上四寸中脘许。

水分穴在脐中上1寸，前正中线上。下脘穴在脐中上2寸，前正中线上。建里穴在脐中上3寸，前正中线上。中脘穴在脐中上4寸，前正中线上，中脘既是胃之募，又是八会之腑会，是全身重要穴位之一，临床用途广泛，是治疗一切脾胃疾患和慢性病之常用要穴。

脐上五寸上脘在，巨阙脐上六寸五，
鸠尾蔽骨①下五分，中庭膻下寸六取。

①蔽骨：即剑突骨。

上脘穴在脐中上5寸，前正中线上。巨阙在脐中上6寸，前正中线上，非六寸五，故该穴的歌赋应改为"脐上六寸巨阙穴"。鸠尾穴在剑胸结合下1寸，前正中线上，根据该穴的定位，其歌赋应调整为"鸠尾蔽骨一寸按"。中庭穴在剑胸结合中点处，前正中线上，根据该穴的定位，将其歌赋调改为"中庭剑胸联合中"更为实用。

膻中却在两乳间，膻上寸六玉堂主，

膻上紫宫三寸二，膻上华盖四八举。

膻中在第4肋间隙，前正中线上，横平两乳头。玉堂穴在第3肋间隙，前正中线上。紫宫穴在第2肋间隙，前正中线上。华盖穴在第1肋间，前正中线上。

膻上璇玑五寸八，玑①上一寸天突取，
天突喉下约四寸，廉泉额下骨尖已，
承浆颐前唇棱下，任脉中央行腹里。

①玑：指璇玑穴。

璇玑穴在胸骨上窝下1寸，前正中线上。天突穴在胸骨上窝正中央，根据该穴的定位，其歌赋调整为"天突颈前陷中窝"更为实用。廉泉穴在喉结上方，舌骨上缘凹陷中，前正中线上，根据其定位，该穴的歌赋可调整为"额下结上是廉泉"，易记易定位。承浆穴在颏唇沟的正中凹陷中，根据其定位，该穴的歌赋可调整为"承浆唇下宛宛中"，通俗易懂，便于定位与记忆。

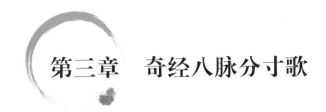

第三章　奇经八脉分寸歌

本歌赋首见于《医宗金鉴·刺灸心法要诀》。该书由清朝医家吴谦编著，《医宗金鉴·刺灸心法要诀》中载有关于十二经脉和奇经八脉的循行歌20首，穴歌及分寸歌共40首；有叙述特定穴的歌赋13首，原载有十二正经与奇经八脉分寸歌；还有按照头、胸腹、背、手、足等不同部位选取针灸要穴145个编成的歌赋5首，成为各部《主病针灸要穴歌》；八法八穴方面分别有歌诀9首。在前一章中的《十四经经穴分寸歌》已包含了督脉、任脉两条奇经，故本章仅有冲脉、带脉、阴维脉、阳维脉、阴跷脉、阳跷脉六条经脉的内容。

本歌赋选自《医宗金鉴·刺灸心法要诀》。

第一节　冲脉分寸歌

【歌赋】

> 冲脉分寸同少阴，起于横骨至幽门，
> 上行每穴皆一寸，穴距中行各五分。

【注解】

冲脉分寸同少阴，起于横骨至幽门。

冲脉起于肾下胞中，其主要穴位与肾经腹部穴位相同，在腹部的横骨、大赫、气穴、四满、中注、肓俞、商曲、石关、阴都、腹通谷、幽门，皆是肾经与冲脉交会之穴。

上行每穴皆一寸，穴距中行各五分。

横骨穴在下腹部，脐中下5寸，商曲穴在脐上2寸，余穴皆是每穴分别相距1寸，均是前正中线旁开0.5寸。

会阴、阴交（任脉），气冲（足阳明胃经），横骨、大赫、气穴、四满、中注、肓俞、商曲、石关、阴都、腹通谷、幽门（足少阴肾经）。

第二节　带脉分寸歌

【歌赋】

> 带脉部分足少阳，季胁寸八是其乡，
> 带下三寸五枢穴，过章五三维道当。

【注解】

带脉部分足少阳，季胁①寸八是其乡。

①季胁：胁肋的末端，交会于足少阳胆经的带脉穴。

带脉与足少阳胆经联系密切，其交会的带脉穴、五枢穴、维道穴皆是足少阳胆经之穴。在足少阳经季胁之下1寸8分，即带脉穴。

带①下三寸五枢穴，过章五三②维道当。

①带：此指带脉穴。

②章五三：章，指章门穴。五三，指章门穴下五寸三分。

从带脉穴下3寸，即五枢穴，从五枢穴上行，过肝经章门穴下5寸3分，即维道穴。

附：带脉交会穴位

带脉、五枢、维道（足少阳胆经）。

第三节　阳跷脉分寸歌

【歌赋】

> 阳跷脉起足太阳，申脉外踝五分藏。
> 仆参后绕跟骨下，跗阳外踝三寸乡。
> 居髎监骨上陷取，肩髃一穴肩尖当。
> 肩上上行名巨骨，肩胛之上臑俞坊。
> 口吻旁四地仓位，鼻旁八分巨髎疆。

目下七分是承泣，目内眦出睛明昂。

【注解】

阳跷脉起足太阳，申脉外踝五分藏。

根据《内经》与《难经》载述，阳跷脉的循行起于足跟中，出足太阳之申脉，申脉穴在外踝下5分。

仆参后绕跟骨下，跗阳外踝三寸乡。

阳跷脉第2个穴位是仆参穴，仆参穴在跟骨外侧的赤白肉际处。从仆参穴斜向上3寸则是阳跷脉的第3个穴位跗阳穴。

居髎监骨①上陷取，肩髃一穴肩尖②当。

①监骨：即髂骨。

②肩尖：指肩峰端。

居髎穴为足少阳胆经与阳跷脉之交会穴，在髂骨上凹陷处，即髂前上棘与股骨大转子最凸点连线的中点处，当端坐时正位于凹陷中，以其居则成髎，故名居髎。再向上就是手阳明大肠经之肩髃穴，也是其阳跷脉交会穴，在肩峰外侧缘前端凹陷处。

肩上上行名巨骨，肩胛之上臑俞坊。

从肩髃穴上行肩尖上两叉骨是巨骨穴，即在锁骨肩峰端与肩胛冈之间凹陷中。又与手太阳之臑俞相交会，其穴在腋后纹头直上，肩胛冈下缘凹陷中。

口吻旁四①地仓位，鼻旁八分巨髎疆。

①旁四：指嘴角旁开4分。

又与手足阳明经会于口角旁开4分的地仓穴，从地仓穴行于鼻旁8分的巨髎穴。

目下七分是承泣，目内眦出睛明昂。

在目下7分处与任脉、足阳明交会于承泣穴。又与任脉、足阳明、阴跷脉会于目内眦外1分处的睛明穴。

附：阳跷脉交会穴位

申脉、仆参、跗阳（足太阳膀胱经），居髎（足少阳胆经），臑俞（手太阳小肠经），肩髃、巨骨（手阳明大肠经），地仓、巨髎、承泣（足阳明胃经），睛明（足太阳膀胱经）。

第四节　阴跷脉分寸歌

【歌赋】

> 阴跷脉起足少阴，足内踝前然谷寻，
> 踝下一寸照海陷，踝上二寸交信真。
> 目内眦外宛中取，睛明一穴甚分明。

【注解】

阴跷脉起足少阴，足内踝前然谷寻。

《灵枢·脉度》载曰："阴跷脉者，为少阴之别，起于然骨之后。"阴跷脉从肾经的然谷穴而起。

踝下一寸照海陷，踝上二寸交信真。

从然谷穴循内踝之下1寸凹陷，即照海穴也。从照海穴向上，即内踝之上2寸为交信穴。

目内眦外宛中取，睛明一穴甚分明。

从交信穴上循阴股，入阴而行，上循胸里，入缺盆上，出人迎之前，入頄，属目内眦，与睛明穴合于足阳明、手足太阳及阳跷。

附：阴跷脉交会穴位

照海、交信（足少阴肾经），睛明（足太阳膀胱经）。

第五节　阳维脉分寸歌

【歌赋】

> 阳维脉起足太阳，外踝一寸金门藏。
> 踝上七寸阳交位，肩后胛上臑俞当。
> 天髎穴在缺盆上，肩上陷中肩井乡。
> 本神入发四分许，眉上一寸阳白详。
> 入发五分临泣穴，上行一寸正营场，

枕骨之下脑空位，风池耳后陷中藏，
项后入发哑门穴，入发一寸风府疆。

【注解】

阳维脉起足太阳，外踝一寸金门藏。

阳维脉起于诸阳之会，即起于足太阳膀胱经之足外踝下 1 寸的金门穴。

踝上七寸阳交位，肩后胛上臑俞当。

再从金门穴行于足少阳胆经之外踝上 7 寸的阳交穴。又与手太阳小肠经、足太阳膀胱经及阳跷脉会于肩胛冈下缘的臑俞穴。

天髎穴在缺盆上，肩上陷中肩井乡。

上行在肩胛骨上角骨际凹陷中交会于手少阳之天髎穴。又与足少阳胆经、手少阳三焦经交会于肩胛区的肩井穴。

本神入发四分①许，眉上一寸阳白详。

①本神入发四分：应是前发际上五分。本神穴在前发际上 0.5 寸，头正中线旁开 3 寸。

从肩井穴上头，与足少阳胆经会于眉上 1 寸的阳白穴，从阳白穴上行，直入发际五分处的本神穴。

入发五分临泣穴①，上行一寸正营场。

①临泣穴：即头临泣。头临泣在前发际上 0.5 寸，瞳孔直上。

从阳白穴上行于眼睛上方，直入发际 5 分处与头临泣交会。从头临泣上行 2 寸经过正营穴。

枕骨之下脑空位，风池耳后陷中藏。

循行于枕骨下（横平枕外隆凸的上缘）而至脑空穴，从脑空穴下行至耳后，与手足少阳、阳维脉在大筋外端交会于风池穴。

项后入发哑门穴，入发一寸风府疆。

又与督脉在第 2 颈椎棘突上际凹陷中交会于哑门，在入后发际 1 寸处的风府穴与督脉、足太阳膀胱经、阳维脉相交会。

金门（足太阳膀胱经），阳交（足少阳胆经），臑俞（手太阳小肠经），天髎（手少阳三焦经），肩井（足少阳胆经），头维（足阳明胃经），本神、阳白、头临泣、目窗、正营、承灵、脑空、风池（足少阳胆经），风府、哑门（督脉）。

第六节　阴维脉分寸歌

【歌赋】

阴维脉起足少阴，内踝之后寻筑宾。
少腹之下称府舍，大横平脐是穴名，
此穴去中四寸整，行至乳下腹哀明。
期门直乳二肋缝，天突结喉下一寸。

【注解】

阴维脉起足少阴，内踝之后寻筑宾。

阴维脉起于诸阴交，谓起于足少阴肾经之足内踝后，内踝之后太溪穴直上5寸，名曰筑宾穴。

少腹之下称府舍，大横平脐是穴名，
此穴去中四寸整，行至乳下腹哀明。

与足太阴、足厥阴交于少腹下，脐中下4.3寸，前正中线旁开4寸，即府舍穴也。又平脐，在前正中线旁开4寸交于大横穴。又行至乳下，脐中上3寸，前正中线旁开4寸处与腹哀穴交会。

期门直乳二肋缝，天突结喉下一寸。

又与足厥阴交于乳头下（即第4肋间隙）二肋端（即第6肋间隙）缝的期门穴。向上与任脉交于结喉下一寸凹陷中（即胸骨上窝）的天突穴。

附：阴维脉交会穴位

筑宾（足少阴肾经），府舍、大横、腹哀（足太阴脾经），期门（足厥阴肝经），天突、廉泉（任脉）。

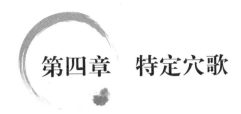

第四章　特定穴歌

第一节　井荥输原经合歌

一、歌赋及解析

【歌赋】

少商鱼际与太渊，经渠尺泽肺相连，
商阳二三间合谷，阳溪曲池大肠牵。
隐白大都太白脾，商丘阴陵泉要知，
厉兑内庭陷谷胃，冲阳解溪三里随。
少冲少府属于心，神门灵道少海寻，
少泽前谷后溪腕，阳谷小海小肠经。
涌泉然谷与太溪，复溜阴谷肾所宜，
至阴通谷束京骨，昆仑委中膀胱知。
中冲劳宫心包络，大陵间使传曲泽，
关冲液门中渚焦，阳池支沟天井索。
大敦行间太冲看，中封曲泉属于肝，
窍阴侠溪临泣胆，丘墟阳辅阳陵泉。

本歌赋最早载于《医经小学》中，后在《针灸大成》中也有刊载。《医经小学》为明初名医刘纯所著，全书共六卷，其中卷三、卷五各有针灸专篇，本歌赋就载于卷三中。刘纯，字宗厚，元末明初医家。先世为吴陵（今江苏姜堰、如皋）人，洪武中迁居咸宁（今陕西西安）。其父刘叔渊受学于朱丹溪，刘纯继承家学，博览群书，继承发扬，编撰为多部医著，《医经小学》乃其中之一。

本歌赋以《针灸大成》一书为蓝本。

【注解】

少商鱼际与太渊，经渠尺泽肺相连。

此句介绍的是手太阴肺经之五输穴：肺经的井穴少商、荥穴鱼际、输穴（原穴）太渊、经穴经渠及合穴尺泽。

商阳二三间合谷，阳溪曲池大肠牵。

此句介绍的是手阳明大肠经之五输穴：大肠经的井穴商阳、荥穴二间、输穴三间、原穴合谷、经穴阳溪及合穴曲池。

隐白大都太白脾，商丘阴陵泉要知。

此句介绍的是足太阴脾经之五输穴：脾经的井穴隐白、荥穴大都、输穴（原穴）太白、经穴商丘及合穴阴陵泉。

厉兑内庭陷谷胃，冲阳解溪三里随。

此句介绍的是足阳明胃经之五输穴：胃经的井穴厉兑、荥穴内庭、输穴陷谷、原穴冲阳、经穴解溪及合穴足三里。

少冲少府属于心，神门灵道少海寻。

此句介绍的是手少阴心经之五输穴：心经的井穴少冲、荥穴少府、输穴（原穴）神门、经穴灵道及合穴少海。

少泽前谷后溪腕，阳谷小海小肠经。

此句介绍的是手太阳小肠经之五输穴：小肠经的井穴少泽、荥穴前谷、输穴后溪、原穴腕骨、经穴阳谷及合穴小海。

涌泉然谷与太溪，复溜阴谷肾所宜。

此句介绍的是足少阴肾经之五输穴：肾经的井穴涌泉、荥穴然谷、输穴（原穴）太溪、经穴复溜及合穴阴谷。

至阴通谷束京骨，昆仑委中膀胱知。

此句介绍的是足太阳膀胱经之五输穴：膀胱经的井穴至阴、荥穴足通谷、输穴束骨、原穴京骨、经穴昆仑及合穴委中。

中冲劳宫心包络，大陵间使传曲泽。

此句介绍的是手厥阴心包经之五输穴：心包经的井穴中冲、荥穴劳宫、输穴（原穴）大陵、经穴间使及合穴曲泽。

关冲液门中渚焦，阳池支沟天井索。

此句介绍的是手少阳三焦经之五输穴：三焦经的井穴关冲、荥穴液门、输穴中渚、原穴阳池、经穴支沟及合穴天井。

大敦行间太冲看，中封曲泉属于肝。

此句介绍的是足厥阴肝经之五输穴：肝经的井穴大敦、荥穴行间、输穴（原穴）太冲、经穴中封及合穴曲泉。

窍阴侠溪临泣胆，丘墟阳辅阳陵泉。

此句介绍的是足少阳胆经之五输穴：胆经的井穴足窍阴、荥穴侠溪、输穴足临泣、原穴丘墟、经穴阳辅及合穴阳陵泉。

二、五输穴的临床应用

本歌赋名称为《井荥输原经合歌》，因此其内容包括了井穴、荥穴、输穴、原穴、经穴与合穴。五输穴是十二经脉分布于肘、膝以下的井、荥、输、经、合五个特定穴，其分布特点是从四肢末端依次按井、荥、输、经、合的次序向肘、膝部排列，每经5穴，十二经脉共计60穴。因五输穴各有其五行属性，所以又被称为五行穴；又因为它发于四肢末端，也称为本输穴（四肢末端为本部，头面、躯干为标部，也就是标本的理论）。

五输穴最早见于《黄帝内经》，《灵枢·九针十二原》中记载："五脏五腧，五五二十五腧；六腑六腧，六六三十六腧。经脉十二，络脉十五，凡二十七气，以上下。所出为井，所溜为荥，所注为输，所行为经，所入为合，二十七气所行，皆在五腧也。"这是说五脏即心、肝、脾、肺、肾，每经五个腧穴（即井、荥、输、经、合），合计二十五个腧穴，即"五脏五腧，五五二十五腧"。但是，在现代针灸临床所言的五脏五输穴有30个，这是因为在《黄帝内经》一书中少了心包经之五输穴，到了《难经》时，由五脏"二十五输"加上心包经之五输穴，由此五脏五输穴就成为了30个。六腑即胆、胃、大肠、小肠、膀胱、三焦，每经6个腧穴（即井、荥、输、原、经、合），合计三十六腧。六腑中因多一个原穴，在阴经（五脏）中原穴与输穴为同一个穴位，而在阳经（六腑）中输穴与原穴单独分开，所以多了一个原穴，就此六六三十六腧即出于此。真正的五输穴是60个穴位，而不包括六腑单独的原穴，因此原穴内容将在《十二经原穴歌》中详细讲解。

古代医家根据经脉之气的流注运行与自然界水之流动相似，即由小到大，由浅入深，流注于江河，最后汇聚于海洋，借此用来说明经气在流注运行中所过部位的浅深不同，其具有的作用也不同，所以就有了"所出为井，所溜为荥，所注为输，所行为经，所入为合"之说。"井"为水之源头，像地下涌出的泉水，井泉之水初出，微小而浅，用以形容脉气浅小，以指四肢各经的末端第一穴，其穴多在四肢末梢爪甲之侧端；"荥"，小水为荥，刚出之水成为微流，脉气稍大，用以形容位于井穴之后的第二穴，其穴在指、趾、掌、跖部位；"输"与"腧"通用，喻水流由小变大，由浅往深，是经气渐盛，用以形容位于荥穴之后的第三穴，其穴多在腕、踝关节附近；"经"指水流行经较直、较长，像水在河道中畅行流过一样，脉气流注，用以形容位于输穴后的第四穴，其穴多在腕、踝附近及臂、胫部；"合"为汇合而深入，如百川之汇海，用以形容位于经穴之后的第五穴，脉气深大，其穴多在肘、膝关节之处，但不超过肘、膝，其穴位置皆具有手不过肘、足不过膝的特点。

【古籍中的应用解析】

1.《黄帝内经》中五输穴的临床应用　关于五输穴的内容记载首见于《黄帝内经》，且诸多篇章对此有相关论述，并提出了系列应用理论，其中《灵枢·顺气一日分为四时》《灵枢·邪气脏腑病形》《灵枢·寿夭刚柔》等三个篇章论述最为经典，也最为实用。

（1）在《灵枢·顺气一日分为四时》中的临床应用："病在脏者，取之井；病变于色者，取之荥；病时间时甚者，取之输；病变于音者，取之经；经满而血者，病在胃，即饮食不节得病者，取之合。"

（2）在《灵枢·邪气脏腑病形》中的临床应用："荥输治外经，合治内腑。"此处的荥输泛指在肘、膝以下五输穴中的荥穴和输穴。手足六阳经脉的荥输，一般适宜于治疗各经所过处的经脉病变。而六腑本身的疾患，可取六腑各自所属的下合穴进行治疗，这是因为手足六阳经脉的经气是从六腑的下合穴处别入于内而属于六腑的。值得注意的是，此处的"合治内腑"中的"合"是指下合穴，而非五输穴之合穴，而多数医家将其误解为五输穴之"合穴"，此处应当明确。

所谓六腑的合穴，除了足三阳经——胃、胆、膀胱三腑，其下合穴与本经五输穴中的合穴相符外，其手三阳经均与本经五输穴中的合穴有所不同。大肠、小肠合入于胃，三焦合入于膀胱。《灵枢·本输》载："六腑皆出足之三阳，上合于手者也。"又载："大肠、小肠皆属于胃，是足阳明也。"盖因大肠、小肠皆承受从胃腑传化而入的水谷之气，在生理上有着直接的密切关系，故其下合穴皆在胃经。三焦属手少阳经，为中渎之府，水道所出，属于膀胱而约束下焦，所以其下合穴在膀胱经内。

《灵枢·邪气脏腑病形》中所言有很强的临床实践意义。如下牙痛取用三间，上牙痛取用内庭，偏头痛取用足临泣，耳鸣、耳聋取用液门、中渚，后溪治疗头项强痛等，都是"荥输治外经"的具体体现。"合治内腑"更有着确切的作用，如胃腑病取用足三里，胆腑病取用阳陵泉，大肠腑病取用上巨虚等，皆是具体的临床体现。

（3）在《灵枢·寿夭刚柔》中的临床应用："病在阴之阴者，刺阴之荥输；病在阳之阳者，刺阳之合；病在阳之阴者，刺阴之经；病在阴之阳者，刺络脉。"疾病在体内五脏时，即病在阴中之阴，应当刺阴经的荥穴和输穴，进行治疗。反之，疾病在皮肤时，即病在阳之阳，就应当刺阳经的合穴，进行治疗。此外，外为阳，体表的筋骨却属阴，如果筋骨有病，即所谓的病在阳中之阴，就应当针刺阴经的经穴；相应的，内为阴，体内的六腑却属阳，如果六腑有病，即所谓的病在阴中之阳，就应当针刺阳经的络穴治疗。

针灸治疗疾病是通过穴位给机体以整体性的影响，由于穴位所属经脉和所在的部位不同，又具有相对特异性。因此，穴位的疗效也各有特点，而有一定的针对性。所以，不同的病证应选取不同的穴位进行治疗。五脏有病可取荥穴、输穴。如心经有火，出现舌赤、口燥、心烦等症状时，可取心包经的荥穴劳宫、输穴大陵治疗；肾经有热，出现尿频、溲赤、腰痛等症状时，可取其荥穴然谷、输穴太溪治疗。若皮肤有病，应取相应的合穴治疗。如手阳明大肠经之合穴曲池具有行气活血、解表泻热的作用，临床不仅用于清热解表以治外感，而且是治疗皮肤瘙痒、荨麻疹等皮肤病之常用要穴，这就是病在"阳之阳者，刺阳之合"的具体体现。

2.《难经》中五输穴的临床应用 到了《难经》时代，古医家根据《黄帝内经》提出的上述相关理论，又经长期的临床实践总结，对此理论又进一步完善和发展，使其更具有通俗性，更加突出临床实用性，更具有完备性，至今仍是指导针灸临床的重要纲领，成为五输穴核心运用理论。有多个篇章有相关的理论，尤其《难经·六十八难》中的理论最为重要。

《难经·六十八难》曰："井主心下满，荥主身热，俞主体重节痛，经主喘咳寒热，合主逆气而泄。"

（1）井主心下满："心下满"即心下胃脘胀满不适，"井主心下满"强调了井穴擅长治疗脘腹胀满疼痛，这与肝主疏泄有关，五脏井穴属木，木应肝也，肝主疏泄也，因此井穴善主心下满闷。其详细运用可参考笔者所著的拙作《针灸特定穴临床实用精解》（中国医药科技出版社出版）一书内容。

（2）荥主身热：即荥穴可清泻本经之热，当某脏腑有热时，可清泻荥穴而起到泻热的作用。如肺热而致的咽干、咳嗽、黄痰、咽喉肿痛等，皆可取肺经之荥穴鱼际治疗；三焦火热而致的耳鸣、耳聋、咽喉肿痛、牙痛等，皆可以取用三焦之荥穴液门治疗；胃火而致的牙龈肿痛、多食、口舌生疮等症，皆可取用胃经之荥穴内庭治疗。"荥主身热"有很强的临床实用性，这与荥穴所应的五行属性有关，五脏荥穴属火，清泻荥穴即泻火也，因此用荥穴泻火作用很强。

（3）输主体重节痛：即输穴治疗身体沉重疼痛不适。"输穴"与其他五输穴有不同之处，阴经输穴与原穴为同一个穴位，阳经的输穴为单独之穴，因此阴、阳经脉之输穴所用有所区别。对身体沉重者当以阴经之输穴为常用，阴经之输穴在五行之中属土，土克水也，故阴经之输穴偏于治疗身体沉重。阳经的输穴偏于治疗筋骨关节疼痛，阳经之输穴在五行中属于木也，木应肝也，肝主筋，故能治疗关节疼痛。

（4）经主咳喘寒热：《难经本义》注解曰："经主咳喘寒热，肺金病也。"阴经之经穴在五行中属金，肺也属金，肺主气，司呼吸，主宣发肃降，因此在这里主要治的是外感病证，系邪袭肺卫，肺失宣降所导致的外感及呼吸系统疾病而言。

（5）合主逆气而泄：逆气是指气机上逆，而泄则是指前后二阴生殖泌尿系统疾病。阴经的合穴在五行中应于水，水应肾也，肾主前后二阴，主生殖，故用之可治疗前后二阴及生殖系统疾病。凡气机上逆者取用合穴极效，如胃气上逆之胃胀、恶心、呕吐、反酸、打嗝、嗳气等，取胃经之合穴足三里甚效；肺气上逆之咳喘，针刺尺泽极效；胆气上逆之口苦、耳鸣等，取阳陵泉甚效也。

《难经·六十九难》中载曰："虚者补其母，实者泻其子。"提出了根据脏腑之虚实施以补泻之法，其用就是根据五行理论选用五输穴以治疗各经虚证和实证的配穴方法。其具体运用可参阅本套丛书之《针灸治疗歌赋临床精解》中的十二经子母穴补泻歌，此处不再赘述。

【主治病证】

1.井穴的主治病证

（1）用于肝气不舒之证：常用于疏泄不利，肝气横逆所致的胸胁胀满、郁郁不乐、多疑善虑、急躁易怒、小儿惊风、癫狂、呃逆、嗳气等症，这些都可以取用井穴，以疏肝理气。

（2）用于急证的治疗：如各种昏迷、休克、晕厥、中暑等急性病证的急救。

（3）用于脏腑之热邪：各经脉的井穴作用与相应的经脉一致，如厉兑可清泻胃热，治疗胃热所致的牙痛、口舌生疮、消谷善饥等；针刺少商可治疗肺热所致的咽喉肿痛、感冒发热等。

2.荥穴的主治病证

（1）荥穴能够清泻相应脏腑之热：《难经》言"荥主身热"，能够清泻脏腑之热，这是荥穴最主要的作用，其临床疗效确切。如鱼际为肺经之荥穴，泻之可治疗肺热而致的咳嗽、咳吐黄痰、咽喉肿痛等；清泻二间可解大肠热盛而致的牙痛、便秘等；肝胆火旺而致的头晕、头痛、口苦、耳鸣等，清泻行间、侠溪可解。

（2）荥穴还可用于血脉病证的治疗：心主血脉，热伤血络所致的吐血、衄血以及热壅气滞，血脉瘀阻所致的疮肿热痛、心胸痹痛等，可取相关的荥穴来治疗。如用然谷治疗咳唾有血，二间治疗鼻衄而色赤量多，劳宫治疗大便出血、衄血不止、吐血等。

3.输穴的主治病证

（1）输穴可用于关节疼痛类疾病：《难经》云"输主体重节痛"，即用输穴可治疗关节疼痛性疾病。在这里所谈及的输穴治疗关节疼痛，主要是指各阳经输穴的运用，其原理在前文已有论述。如手阳明大肠经之肩痛，可取用输穴三间治疗；手少阳三焦经之肩痛，可取用输穴中渚治疗；手太阳小肠经之肩痛，可取用输穴后溪治疗，等等，皆是其具体运用。

（2）输穴能够运化水湿：阴经输穴在五行中为土，土属脾，脾主运化，脾失健运，则水湿阻滞为患。脾与胃相表里，由此而产生的病症，如脘腹胀满、食欲不振、呕吐恶心、肢体浮肿、大便溏稀，就可以健脾和胃，运化水湿，故可用其属土的输穴治疗。

4.经穴的主治病证 《难经》言"经主喘咳寒热"，肺属金，与大肠相表里，"喘咳寒热"为外邪袭肺，肺失宣降所致。与此有关的病症，如咽干咽痒、声音嘶哑、鼻塞不通、气喘少气、小溲不利、大便失调、脉浮，则可以用经穴以宣肺解表、止咳降气。

5.合穴的主治病证 《难经》言"合主逆气而泄"，此处所言的"逆气"与"而泄"则是两种病证。"逆气"即气机的上逆，故用合穴可治疗气机上逆之病证。如胃气上逆之病证，可取用胃经合穴足三里治疗；针刺阳陵泉可治疗胆气不降而致的口苦、头晕、耳鸣等；肺气上逆引起的咳嗽、气喘、呼吸困难，可针刺尺泽治疗。

合穴在阴经中属水，肾属水，与膀胱互为表里，肾主生殖。"而泄"是指前后二阴之病证，如遗尿、遗精、大便失调等，均是肾气虚衰，真元亏损所致。遗尿、遗精、大便失调、阳痿，可取用合穴以补肾育阳。

第二节 十二经原穴歌

一、歌赋及解析

【歌赋】

甲出丘墟乙太冲，丙归腕骨是原中，

丁出神门原内过，戊胃冲阳气可通，

己出太白庚合谷，辛缘本出太渊同，

壬归京骨期中过，癸出太溪原穴逢，

三焦壬（丙）是阳池穴，包络大陵癸（丁）又重。

本歌赋最早见于明代高武所撰写的《针灸聚英》(又名《针灸聚英发挥》)，后在《针灸大成》《景岳全书》等书中均有转载。

高武为明代著名针灸学家，其《针灸聚英》一书引录文献十分丰富，所引医书有些现已失传，有些版本较现行本早，均具有很高的文献、版本价值。例如《拦江赋》引自明代针灸大家凌云针书稿本，而原书未见；《玉龙赋》《肘后歌》《百症赋》《补泻雪心歌》等均以此书载录为早。因此，该书是一部价值极高的针灸文献资料。

本歌赋以《针灸聚英》为蓝本。

【注解】

甲出丘墟①乙太冲②，丙③归腕骨是原中④。

①甲出丘墟：甲、乙、丙、丁、戊、己、庚、辛十天干分别代表五脏六腑，并与五行相配。甲指胆经，原穴是丘墟。

②乙太冲：乙指肝经，原穴是太冲。

③丙：指小肠经。

④原中：因原穴为原气输注汇聚出入之所，故歌诀中有"原中"与以下的"原内"等提法。这是为了从押韵需要措辞，并无特殊意义。

足少阳胆经之原穴是丘墟，足厥阴肝经之原穴是太冲，手太阳小肠经之原穴是腕骨。

丘墟：归属于足少阳胆经，为脏腑原气所过和留止胆经之原穴。该穴在足外踝的前下方，趾长伸肌腱外侧凹陷中。其功善疏肝利胆、通经活络，为治疗肝胆气郁、实热、湿热所致诸疾之要穴，亦为本经经脉所过部位病变之常用穴，尤其是透刺照海对心绞痛、胆绞痛、肾绞痛甚效。

太冲：归属于足厥阴肝经，为足厥阴肝经所注之输土穴，原气所过和留止之原穴，在足背第1、2跖骨结合部之前凹陷中。其性下降，善于疏浚开导，既能平肝息风、清热降逆，又能养血柔肝、和肝敛阴，是治疗肝之脏病、经病、气化病以及与肝有关的脏腑器官疾病之常用要穴。

腕骨：归属于手太阳小肠经，为小肠原气所过和留止之手太阳经原穴，在第5掌骨基底与三角骨之间赤白肉际的凹陷处。该穴功善清热散风、舒筋活络，是治疗风热外感，太阳经脉拘急之证之要穴。因为小肠主液所生病，所以该穴还有利湿退黄及通经祛湿而减肥等作用。

丁^①出神门原内过，戊^②胃冲阳气可通。

①丁：指心经。

②戊（wù）：指胃经。

手少阴心经之原穴是神门，足阳明胃经之原穴是冲阳。

神门：归属于手少阴心经，为手少阴经脉气所注之输土穴，原气所过和留止少阴心经之原穴，在掌后腕横纹尺侧端，当尺侧腕屈肌腱桡侧缘凹陷中。该穴能调理脏腑虚实，泻之能清心泻火，补之能养血安神，是治疗心神疾病之要穴。

冲阳：归属于足阳明胃经，为原气所过和留止足阳明胃经之原穴，在足背最高处，当跗长伸肌腱与趾长伸肌腱之间，足背动脉搏动处。该穴具有健脾化湿、和胃安神、疏经通络的作用，既能治疗脾胃虚热之证，又能治疗经脉病变。冲阳穴在临床应用较少，是十二原穴中应用最少的穴位，但其所在部位历来作为仅次于寸口诊察疾病安危之要部。

己^①出太白庚合谷，辛缘^②本出太渊同。

①己：指脾经。

②辛缘：《针灸大成》中作"辛原"。辛，指肺经。

足太阴脾经之原穴为太白，手阳明大肠经之原穴为合谷，手太阴肺经之原穴为太渊。

太白：归属于足太阴脾经，为足太阴脾经经气所注之输土穴，原气所过和留止脾经之原穴，在第1跖趾关节后下方，赤白肉际凹陷处。该穴具有健脾和中、化湿通络的作用，主治脾之脏病、经病、气化病以及与脾脏有关的脏腑器官疾病。

合谷：归属于手阳明大肠经，为手阳明经脉气所过之原穴。该穴治病范围甚广，临床随配穴和针法的不同，其适应证亦有所别。合谷为四总穴之一，善治头面病，升而能散，泻而能降，上通头面诸窍，既能宣通上焦，开窍启闭，清热散风，行其宣散解表之功，又能清泄气分热邪，补之则发汗解表，托邪外出，泻之则能清热止汗，祛邪固表，为治疗上焦和气分病之要穴，善于治疗急性热病、外感表证、神志病以及头面诸窍疾患。

太渊：归属于手太阴肺经，为手太阴经经气所注之输穴，原气所过和留止之原穴，脉之大会，在掌侧横纹上，桡动脉桡侧凹陷中。该穴可治疗肺脏一切虚实之证，补之能补肺气、养肺阴，泻之则能利肺降逆、化痰止咳，兼能祛风通络。

壬①归京骨期中②过，癸③出太溪原穴逢。

①壬：指膀胱经。

②期中：同"其中"之意。

③癸（guǐ）：指肾经。

足太阳膀胱经之原穴是京骨，足少阴肾经之原穴是太溪。

京骨：归属于足太阳膀胱经，为膀胱原气所过和留止足太阳经之原穴，在足外侧，第5跖骨粗隆下方，赤白肉际处。该穴功善祛邪，既可以清脏腑之邪，又可以通经脉之痹。

太溪：归属于足少阴肾经，为肾经经气所注之输土穴，肾脏原气所过和留止足少阴经之原穴，在内踝尖与跟腱后缘连线之中点凹陷处。该穴为肾脉之根，先天元气之所发，能调节肾脏之元阴、元阳，为回阳九针之一，功专滋阴，为滋阴之要穴，善治一切阴虚精亏之证。

三焦壬①是阳池穴，包络大陵癸又重②。

①壬：指三焦经。

②癸又重：本歌赋以心包相火归癸，因肾与心包同归癸，故此称为"癸又重"。《景岳全书》认为包络归丁。

手少阳三焦经之原穴是阳池，心包经之原穴是大陵。

阳池：穴属手少阳三焦经，为原气所过和留止三焦经之原穴，在腕背横纹上，当指伸肌腱的尺侧缘凹陷处。该穴具有疏风散热、和解少阳、舒筋活络等作用，另外，对糖尿病及各种慢性病有很好的调理作用。

大陵：归属于手厥阴心包经，为心包经脉气所注之输土穴，亦为本经之原穴，在前臂掌侧，腕横纹中点。大陵又为本经之子穴，既能祛邪扶正，宁心安神，又能清心泻火，祛邪安神，是治疗心神疾患之常用穴。

二、原穴的临床应用

十二经原穴：肺之原太渊；大肠之原合谷；胃之原冲阳；脾之原太白；心之原神门；小肠之原腕骨；膀胱之原京骨；肾之原太溪；心包之原大陵；三焦之原阳池；胆之原丘墟；肝之原太冲。

原穴指脏腑元气经过和留止于十二经脉的腧穴。十二经脉在腕、踝关节附近各有一个原穴，称为"十二原穴"，简称"十二原"。原穴的最早记载见于《灵枢·九针十二原》，其载曰："五脏有六腑，六腑有十二原，十二原出于四关，四关主治五脏。五脏有疾，当取之十二原。十二原者，五脏之所以禀三百六十五节气味也。五脏有疾也，应出十二原。而原各有所出，明知其原，睹其应，而知五脏之害矣。阳中之少阴，肺也，其原出于太渊，太渊二。阳中之太阳，心也，其原出于大陵，大陵二。阴中之少阳，肝也，其原出于太冲，太冲二。阴中之至阴，脾也，其原出于太白，太白二。阴中之太阴，肾也，其原出于太溪，太溪二。膏之原，出于鸠尾，鸠尾一。肓之原，出于脖胦，脖胦一。凡此十二原者，主治五脏六腑之有疾者也。"这是对原穴最早的记载，这里强调了以五脏为中心的思想，兼及六腑，在其外部有原穴，原穴之气还散发给365穴。在这里谈及五脏之原穴，在四肢左右侧各一，再加腹部的膏之原鸠尾、肓之原脖胦（气海），但没有提及阳经之原穴。

在《灵枢·本输》中由阴经之原扩展到了阳经之原。阴经之原与五输穴之输穴同穴，而在阳经上单独设立了原穴。这是由于阳经经脉均长于阴经的经脉，所以在输穴之后单独设一原穴，不像阴经那样输穴和原穴同是一穴。

纵观《内经》中对手足三阴三阳十二经所称的原穴，它只谈到了十一经，独缺手少阴心经之原穴。在《灵枢·邪客》中记载："手少阴之脉独无俞，何也……少阴，心脉也。心者，五脏六腑之大主也，精神之所舍也，其脏坚固，邪弗能容也，容之则伤心，心伤则神去，神去则死矣。故邪之在于心者，皆在心之包络。包络者，心主之脉也，故（手少阴）独无俞焉。"并且书中认为"其外经病而脏不病，故取其经与掌后锐骨之端"，掌后锐骨之端即手少阴之"俞"神门穴，既没有指出穴名，更没定为原穴。至《难经》始有"少阴之原，出于兑骨"的记载。杨玄操说："少阴真心之脉也，亦有原在掌后兑骨端陷者中，一名神门，一名中都。"而后世之所称十二原穴至此方备。

原穴内容首见于《灵枢·九针十二原》，古医家将其列在第一篇章中，可见对原穴的重视程度。原穴在临床中既有诊断疾病的作用，又有治疗疾病的作用。

1.原穴的诊断作用 原穴的诊断作用，早在《黄帝内经》中说得非常明确，其《灵枢·九针十二原》言："五脏有疾也，应出十二原，而原各有所出，明知其原，睹其应，而知五脏之害矣。"当五脏有疾时，其变化就会反映在十二个原穴的部位上。根据十二个原穴各有其相应的脏腑，由其各自穴位上所反映出的现象，就可以了解相应脏腑的受病情况了。所以说，原穴可起到诊断疾病的作用。

2.原穴的治疗作用 《灵枢·九针十二原》曰："十二原者，主治五脏六腑之有疾者也。"《难经·六十六难》言："脐下肾间动气者，人之生命也，十二经之根本也，故名原。三焦者，原气之别使也，主通行之气，经历于五脏六腑。原者，三焦之尊号也，故所止辄为原。五脏六腑之有病者，皆取其原也。"由于原穴与三焦的气化功能活动密切相关，三焦是原气之别使，它导源于脐下肾间动气，输布全身，关系着整个人体的气化功能。运用原穴，能够和内调外，宣上导下，通达一身之原气，调节脏腑的各种功能，调动体内正气以抗御病邪，促使阴阳平衡。原穴主要用于调节脏腑之虚实，因此称为"脏腑之原"，凡五脏六腑之疾皆可取用相关原穴来治疗，由此可见其原穴之重要性。

第三节　十五络穴歌

一、歌赋及解析

【歌赋】

人身络脉一十五，我今逐一从头举。
手太阴络为列缺，手少阴络即通里。
手厥阴络为内关，手太阳络支正是，
手阳明络偏历当，手少阳络外关位。
足太阳络号飞扬，足阳明络丰隆系，
足少阳络是光明，足太阴络公孙寄。
足少阴络为大钟，足厥阴络蠡沟配。
阳督之络号长强，阴任之络名尾翳。
脾之大络为大包，十五络名君须记。

本歌赋首见于《医经小学》，该书系综合性医书，是明代医家刘纯所撰。本歌赋原名为《十五络脉歌》，概括说明十二经络穴和任脉络穴、督脉络穴及脾之大络的具体名称，强调了络穴的重要性，后在《针灸聚英》及《针灸大成》等著作中均有转载，其内容基本相同。

本歌赋摘录于《针灸聚英》。

【注解】

人身络脉①一十五，我今逐一从头举。

①络脉：此指络穴。

人身有十五个络穴，现在我与大家从第一个开始说起。

手太阴络为列缺，手少阴络即通里。

手太阴肺经之络穴名为列缺，手少阴心经之络穴名为通里。

列缺：归属于手太阴肺经，为手太阴络脉别走手阳明之络穴。该穴在前臂桡侧，腕横纹上1.5寸，当桡骨茎突上方，筋骨凹陷中。其联络着二经之经气，既可以治疗肺经病变，又可以治疗与其相表里的大肠经病变，能清善解，功专宣肺利气、疏风解表，为治疗肺卫受感，宣降失常所致诸疾之常用穴。列缺还是八脉交会穴之一，通于任脉，能通调任脉，故可以治疗任脉之病变。

通里：归属于手少阴心经，为手少阴心经之脉别走手太阳经之络穴。该穴在前臂掌侧，尺侧腕屈肌腱桡侧缘，腕横纹上1寸。补之能养心血、益心神、健脑益智，泻之则能清心火、通心络、安心神，具有双向调节作用，是治疗神志病，心和其经脉、络脉循行处病变，以及心火下移小肠诸症之要穴，尤长于治疗心神病变。

手厥阴络为内关，手太阳络支正是。

手厥阴心包经之络穴名为内关，手太阳小肠经之络穴名为支正。

内关：归属于手厥阴心包经，为心包经联络于三焦经之络穴，且为八脉交会穴之一，通于阴维脉。该穴在前臂前区，腕掌侧远端横纹上2寸，掌长肌腱与桡侧腕屈肌腱之间。内关是临床重要穴位，与冲脉合于胃、心、胸，通阴维脉而主一身之阴络，内关五脏，联络涉及范围甚广，上可宽胸理气、宁心安神，中可和胃降逆，下可理气活血，外可疏通经络，是治疗脏腑阴络气机失调所致诸疾之常用穴，尤长于治疗胃、心、胸气机失调诸疾和邪犯心包之神志病变。

支正：归属于手太阳小肠经，为手太阳别走手少阴经之络穴。该穴在前臂后区，腕背侧远端横纹上5寸，尺骨尺侧与尺侧腕屈肌腱之间。其既能宣散太阳经气而清热散风，又能通调心经而安神定志，治疗有关二经之病。

手阳明络偏历当，手少阳络外关位。

手阳明大肠经之络穴名为偏历，手少阳三焦经之络穴名为外关。

偏历：归属于手阳明大肠经，为手阳明大肠经之络穴，别走手太阴肺经。该穴在前臂，腕背侧远端横纹上3寸，阳溪与曲池连线上。其功善疏调手阳明与手太阴肺经之经气，具有宣肺发汗、通调水道、清阳明热邪、通经化瘀的作用。

外关：归属于手少阳三焦经，为三焦经别行之络穴，又是八脉交会穴之一，通于阳维脉。该穴在前臂后区，腕背侧远端横纹上2寸，尺骨与桡骨间隙中点。其通阳维脉，主一身之表，是治疗外感表证之主穴、要穴，功善疏风清热解表，用于风热袭表和少阳郁火上攻所致发热、头面五官疾患。

足太阳络号[1]飞扬，足阳明络丰隆系。

[1]号：称作、称为。

足太阳膀胱经之络穴名为飞扬，足阳明胃经之络穴名为丰隆。

飞扬：穴属足太阳经，为足太阳经联络于足少阴经之络穴。该穴在小腿后区，昆仑直上7寸，腓肠肌外下缘与跟腱移行处。其具有舒筋活络、疏风解表的作用，是治疗下肢痿痹不遂和外感表证之常用穴，尤长于治疗下肢筋脉之疾。

丰隆：归属于足阳明胃经，为足阳明经别走足太阴脾经之络穴。该穴在小腿外侧，外踝尖上8寸，胫骨前嵴的外缘。其性能通能降，引邪热从阳明下行，且得太阴湿土之润下，故该穴不但能泻降实邪，而且能化痰热，长于降逆祛痰，是治疗痰疾之要穴，凡与痰疾有关的病证，皆首选该穴，无论有形之痰之咳喘，还是无形之痰的痰迷心窍之癫狂皆能治之。

足少阳络是光明，足太阴络公孙寄。

足少阳胆经之络穴名为光明，足太阴脾经之络穴名为公孙。

光明：归属于足少阳胆经，为胆经别走足厥阴之络穴。该穴在小腿外侧，外踝尖上5寸，腓骨前缘。因其为络穴，能沟通表里两经，足少阳胆经经别系目系，足厥阴肝经连目系，肝开窍于目，故该穴通络明目甚效，用于治疗各种原因所致的目疾。

公孙：归属于足太阴脾经，为足太阴别走足阳明胃经之络穴，八脉交会穴之一，通于冲脉。该穴在跖区，第1跖骨底的前下缘赤白肉际处。其沟通表里两经，健脾和胃的作用强，又因通于冲脉，能调和冲脉，故为治疗脾胃、胸膈、肠腹部疾病之常用要穴。

足少阴络为大钟，足厥阴络蠡沟配。

足少阴肾经之络穴名为大钟，足厥阴肝经之络穴名为蠡沟。

大钟：归属足少阴肾经，为肾经大络别注之络穴。该穴在跟区，内踝后下方，跟骨上缘，跟腱附着部前缘凹陷中。其联络沟通足太阳膀胱经，因此具有调理肾与膀胱气机之功，具有补益肾气、调理下焦的作用。

蠡沟：归属于足厥阴肝经，为肝经联络沟通于胆经之络穴。该穴在小腿内侧，内踝尖上5寸，胫骨内侧面的中央。因其为沟通表里两经之络穴，所以具有通调二经之经气的作用，该穴善治前阴病变，泻之则能清利肝胆湿热，补之能够滋养肝血，是治疗前阴病变之要穴。

阳督之络号长强，阴任之络名尾翳[1]。

①尾翳：原作"屏翳"，有医者指会阴穴，现根据《灵枢·经脉》记载改为"尾翳"，即鸠尾穴。

督脉之络穴名为长强，任脉之络穴名为鸠尾。

长强：归属于督脉，为督脉与足少阳、少阴之会，督脉络由此别走任脉。该穴在会阴区，尾骨下方，尾骨端与肛门连线的中点处。其具有通调任督、补肾壮阳、调理下焦、清热利肠的作用，尤其治疗痔疾、便血、脱肛极效。

鸠尾：归属任脉，为任脉之络穴，膏之原穴。该穴在上腹部，剑胸结合下1寸，前正中线上。其通于督脉，联系任督，因此具有通调任督、清心宁神、理气降逆的作用，是治疗痫病和心、胸、胃病之常用穴。

脾之大络为大包，十五络名君须记。

脾还有一个大络，名为大包。这十五个络穴在临床应用广泛，每个针灸学习者应当牢记，且能灵活运用。

大包：归属于足太阴脾经，为脾之大络。该穴在胸外侧区，第6肋间隙，腋中线上。因其为脾之大络，总统阴阳诸经之络，故能调和诸络，是治疗全身络脉病证之主穴，尤善宽胸利胁。

二、络穴的临床应用

十五络穴：肺经之络列缺；大肠经之络偏历；胃经之络丰隆；脾经之络公孙；心经之络通里；小肠经之络支正；膀胱经之络飞扬；肾经之络大钟；心包经之络内关；三焦经之络外关；胆经之络光明；肝经之络蠡沟；脾之大络大包。

络穴是沟通表里两经的桥梁，"络"是网络的意思，在经脉中横行或旁而支者为络，它起着相互传注的纽带作用。十二经脉各有一个络穴，都分布在四肢肘、膝以下部位，并各别出一条络脉，各有分布路线，也各有自己的病候，它沟通表里阴阳两经之间，从阳走阴，从阴走阳，并且参与了十二经脉的整体循环。因此，络穴与经脉关系密切，是经脉系统的重要组成部分。

络穴的理论最早见于《灵枢·经脉》，本篇有较完备的记载。其载曰："手太阴之别，名曰列缺……别走阳明也。手少阴之别，名曰通里……别走太阳也。手心主之别，名曰内关……取之两筋间也。手太阳之别，名曰支正……取之所别也。手阳明之别，名曰偏历……取之所别也。手少阳之别，名曰外关……取之所别也。足太阳之别，名曰飞扬……取之所别也。足少阳之别，名曰光明……取之所别也。足阳明之别，名曰丰隆……取之所别也。足太阴之别，名曰公孙……取之所别也。足少阴之别，名曰大钟……取之所别也。足厥阴之别，名曰蠡沟……取之所别也。任脉之别，名曰尾翳……取之所别也。督脉之别，名曰长强……取之所别也。脾之大络，名曰大包……皆取之脾之大络脉也。"在该篇中已经较为完备地明确了十五络穴的名称、络脉的循行及其络穴的作用，这些内容一直是后世针灸学的重要理论。

络穴在临床中既有诊断疾病的作用，又有治疗疾病的作用。

1. 络穴的诊断作用　络穴和原穴一样具有诊断疾病的作用，早在《黄帝内经》中就有相关记载。如《灵枢·经脉》中记载："十五络者，实则必见，虚则必下。""凡诊络脉，脉色青则寒切痛，赤则有热。胃中寒，手鱼之络多青矣。胃中有热，鱼际络赤，其鱼黑者留久痹也。其有赤有黑有青者，寒热气也。"其所载内容就是以观察络脉的色泽、形态变化来诊断疾病。因为络穴沟通表里两经，所以当表里两经同病时，在相应络穴上就会有病理现象，如压痛、条索、结节、暗影或青筋等不同反应，通过对络穴的观察与切循按压等，能够帮助诊断相关疾病。

2. 络穴的治疗作用　络穴沟通表里两经，因此不但能治疗本经之病，还可以治疗相表里经脉之病，其最善于治疗表里两经同病的问题，用之事半功倍。根据疾病的轻重及牵及变化，可独取某一络穴，也可以与他穴配合运用，尤其与原穴的配合运用更为实用，是针灸临床经典配穴法——原络配穴法。原络配穴又有本经原络配穴、手足同名经之原络配穴和表里经原络配穴法的不同，尤其是表里经原络配穴法运用最广，又称为"主客配穴法"。

络穴配用不仅有原络配穴，其也常与八脉交会穴、八会穴、郄穴等不同的穴位配用，在临床中应根据患者疾病的需求选择合适的配穴方法。

附：新的络穴歌

目前在临床中有多个版本的络穴歌诀，笔者将其流传较广、容易记忆的新歌诀摘录于下，供大家参考。

肺络列缺大偏历，胃丰隆脾公孙记，

心络通里小支正，膀飞扬肾大钟去，

包焦络穴内外关，胆取光明肝蠡沟，

脾之大络为大包，阳督长强任尾翳。

胃之大络为虚里。

第四节　十二募穴歌

一、歌赋及解析

【歌赋】

大肠天枢肺中府，小肠关元心巨阙，

膀胱中极肾京门，肝募期门胆日月，

胃募中脘脾章门，三焦募在石门穴，

膻中穴是包络募，从阴引阳是妙诀。

关于募穴的歌诀最早见于《针灸聚英》，其载有《脏腑七募穴歌》，内容为"肝募期门脾章门，肾募京门心巨阙，天枢关元大小肠，胆募当记在日月"，后在《凌门传授铜人指穴》中予以转载。清代周孔四的《周氏经络大全》和《经脉图考》中关于募穴的歌诀为《十一募》，后在临床有多个版本的相关歌诀流传，目前在临床运用较广的当属原南京中医学院编写的《腧穴歌诀》和郑魁山编写的《针灸集锦》中的《十二募穴歌》。原南京中医学院针灸教研组编写的《腧穴歌诀》中《十二募穴歌》的内容为"大肠天枢肺中府，小肠关元心巨阙，膀胱中极肾京门，肝募期门胆日月，胃募中脘脾章门，焦募石门包膻中"。《针灸集锦》中的募穴歌诀为"胃募中脘脾章门，三焦募在石门穴，膻中气会何经募，心主厥阴心包络，大肠天枢肺中府，小肠关元心巨阙，膀胱中极肾京门，肝募期门胆日月"。两首歌赋基本相同。

本歌赋摘录于原南京中医学院针灸教研组编写的《腧穴歌诀》，略加改动。

【注解】

大肠天枢肺中府，小肠关元心巨阙。

大肠的募穴是天枢，肺的募穴是中府，小肠的募穴是关元，心的募穴是巨阙。

天枢：归属于足阳明胃经，为大肠精气汇聚于腹部之募穴。该穴在腹部，横平脐中，前正中线旁开2寸。天枢具有疏调肠胃、理气消滞的作用，其为大肠之募穴，长于治疗一切大肠腑病，性善疏通，走而不守，故能疏导大肠一切浊滞，功善分利水谷及糟粕，升清降浊而疏调肠胃，斡旋上下，使气机上通下达，腑气通畅，而消导积滞。

中府：归属于手太阴肺经，为手足太阴经之所会，肺之募穴。该穴在胸部，横平第1肋间隙，锁骨下窝外侧。中府具有调理肺气、开胸利气的作用，因其为肺之募穴，故善调理肺气，补之可补益肺气，泻之则能宣肺降逆。

关元：归属于任脉，为任脉与冲脉、足三阴之会，小肠之募穴。该穴在下腹部，脐中下3寸，前正中线上。关元位于小腹，为任脉与足三阴经之会，小肠之募穴，为元气之所藏，三焦之所出，肾间动气之所发，十二经脉之根，五脏六腑之本，为补肾壮阳之第一要穴，功善温肾壮阳、培元固本、大补元气，为治疗诸虚百损，真阳不足，阳衰阴盛之要穴，亦为元气虚脱，真阳欲绝之急救要穴，以及肾虚所致男科病、妇科病之常用穴，功专温阳壮阳、益气固脱，宜补宜灸。

巨阙：归属于任脉，为心之募穴。该穴在上腹部，脐中上6寸，前正中线上。巨阙是心之募穴，心主神明，故为治疗心痛与心神疾患之要穴，具有宽胸和胃、宁心安神的作用。

膀胱中极肾京门，肝募期门胆日月。

膀胱的募穴是中极，肾的募穴是京门，肝的募穴是期门，胆的募穴是日月。

中极：归属于任脉，为任脉与足三阴经之会，膀胱经气汇聚之募穴。该穴在下腹部，脐中下4寸，前正中线上。中极所在位置内应膀胱、胞宫、精室，为任脉与足三阴之会，膀胱经气汇聚之募穴，能泻能散，能补能调，泻之能调理下焦气血，通利膀胱气机，治疗下焦水湿、血瘀所致的生殖泌尿系统疾病以及需通利小便而排出病邪之疾患，补之灸之则能温补肾气，温阳化气，治疗下焦虚寒、血瘀所致的泌尿生殖系统疾病，是治疗膀胱腑病之要穴，亦是男女生殖系统疾病之常用穴。

京门：归属于足少阳胆经，为肾之精气汇聚之募穴。该穴在上腹部，第12肋骨游离端的下际。因其为肾之募穴，故功善补肾气、利水道，凡肾不化气，水失所主，水液运行障碍所致诸疾，皆可治之。

期门：归属于足厥阴肝经，为肝之精气汇聚之募穴。该穴在胸部，第6肋间隙，前正中线旁开4寸。因其为肝之募穴，故而性善疏肝、清肝、泻肝，有疏肝理气、活血化瘀、消痞散结之功，是治疗肝气不舒所致诸疾之常用穴，亦是治疗血证之要穴以及治疗血鼓之经验效穴。

日月：归属于足少阳胆经，为足少阳与足太阴经之会，且为胆腑精气汇聚之募穴。该穴在胸部，第7肋间隙，前正中线旁开4寸。其为胆腑之募穴，善疏肝利胆、理气降逆，长于治疗肝胆之实证、热证，是治疗胆腑病之主穴、要穴。

胃募中脘脾章门，三焦募在石门穴。

胃的募穴是中脘，脾的募穴是章门，三焦的募穴是石门。

中脘：归属于任脉，为胃腑精气汇聚之募穴，八会穴之腑会，任脉与手太阳、手少阳、足阳明经之交会穴。该穴在上腹部，脐中上4寸，前正中线上。其性主调和，功善调理脾胃，补之灸之能补益脾胃、温中散寒、益气养血，泻之则能健脾化湿、理气降逆、消积和胃，平补平泻则能升清降浊，为治疗一切脾胃之疾和慢性疾病之常用穴，尤其善治胃腑病。

章门：归属于足厥阴肝经，为脾之精气汇聚之募穴，八会穴之脏会，足厥阴、足少阳与带脉之会。该穴在侧腹部，第11肋游离端的下际。因其为脏之会，又是脾之募穴，故与五脏六腑息息相关，既能补五脏之虚损，益气养血，调和气血，用于五脏虚衰之疾，又是中焦失和诸证之要穴，尤善治肝脾病。

石门：归属于任脉，为三焦之募穴。该穴在下腹部，脐中下2寸，前正中线上。因其位于下腹部，为三焦之募穴，故能调理三焦之气化，通利水道，清利下焦湿热，是治疗下焦湿热所致二便及生殖系统疾病之常用穴。

膻中穴是包络募，从阴引阳①是妙诀。

①从阴引阳：募穴是脏腑经气汇聚在胸腹部的穴位，胸腹属阴。《素问·阴阳应象大论篇》言："善用针者，从阴引阳，从阳引阴。"从阴引阳即阳病行阴，其治在腹募穴。正如《难经·七十六难》所言："阴病行阳，阳病行阴，故令募在阴、俞在阳之意。"也就是说，募穴重在治疗属阳的六腑病。此处的"从阴引阳"是一种解释，六腑属阳，腑病取募穴治疗，即是"从阴引阳"。

心包的募穴是膻中。募穴主要用于六腑病，其位于属阴的胸腹，而六腑为阳，以此来治疗疾病是从阴引阳，可谓是治病之妙法。

膻中：归属于任脉，为手太阳、足少阴、足太阴、手少阳经与任脉之交会穴，心包之募穴，八会穴之气会。该穴具有调气降逆、宣肺化痰、宽胸通乳的作用。《灵枢·胀论》言："膻中者，心主之宫城也。"心包代心受邪，有保护心脏的作用，是治疗外邪侵犯心脏所致诸症之要穴。其功专善行，凡心气郁滞、肺气不降、胃气上逆、肝气不舒所致之症，皆可取之，为调气之要穴。

二、募穴的临床应用

募穴的发展与完善经过了一个漫长的过程，其首见于《素问·奇病论篇》，本篇载曰："此人者，数谋虑不决，故胆虚，气上溢而为之口苦，治之以胆募、俞。"《难经·六十七难》中指出了五脏之募穴，其载曰："五脏募皆在阴，而俞在阳者，何谓也？然阴病行阳，阳病行阴，故令募在阴，俞在阳。"虽然两部经典已言明了募穴的运用原则，但尚未明确穴名和具体位置。直到《脉经》才明确了心、肺、脾、肝、肾五脏及胆、小肠、胃、大肠、膀胱五腑之募穴。在《针灸甲乙经》中又补充了三焦之募穴石门，后人根据以上理论补充了心包之募穴膻中，自此募穴方完备。

"募"实际应是"幕"，指幕布，用来比拟腹膜、胸膜之"膜"。其穴只分布在胸腹部，所以称之为"腹募"。募穴是脏腑之气结聚于胸腹部的腧穴，也是胸腹部最接近相应脏腑的穴位，各穴随脏腑的所在部位而定。十二脏腑各有一个募穴，其位置也与相关脏腑在体内所处的部位相接近，其名称相应于脏腑。凡在任脉上的都是单穴，在其他经上的都是双穴。

由于各脏腑的募穴与其相应脏腑最近，所以募穴与脏腑的关系非常密切，腹募穴的确立与人体解剖有直接的关系，从而也能推断出古人对人体解剖学有深入的认识，由此证明了古医家在几千年前已经掌握了五脏六腑之解剖结构，针灸腧穴也符合人体解剖学原理。募穴的分布以邻近脏腑的部位为主，只有正中和两侧之分，除了肺募中府、肝募期门、胆募日月各属于本经脉之穴外，其余脏腑之募穴都不在本经脉中，所以募穴不是经脉之募，而是各脏腑之募。

募穴接近相应的脏腑，因此要注意针刺的深度，以免伤及脏器。一般来说，腑病，尤其是胃肠病，较多用募穴，脏病则多取背俞穴，这就是《难经》所说的"阴病行阳，阳病行阴"。

三焦之募穴石门，别名丹田，后人常用气海而不用石门。心包之募穴在古代缺乏记载，近人根据"心为君主之官"及"心包代心受邪"，以心包代心行事，根据心脏之疾治以心包，以膻中为募穴是确实的。

募穴是脏腑之经气结聚在胸腹的穴位，当脏腑发生病变时，常在相关的募穴上出现压痛或各种不同的变化反应。因此当某一脏腑有病时，常可以在募穴上表现出来，也可以取募穴来治疗。

这说明募穴主要有两大作用：一是用来诊断某脏腑疾病，二是可以用来治疗某脏腑病。

1.募穴的诊断作用　腹募穴相当于相应脏腑在体表的投影，它既是脏腑之气直接输注的部位，又是脏腑生理功能的关键部位，与脏腑关系密切，所以腹募穴是脏腑的代表穴。当脏腑有病时，就会在相应的募穴上发生一定的病理变化，根据其一定的变化，在临床中可以帮助诊断疾病。早在《黄帝内经》中就有相关的记载，如《灵枢·邪气脏腑病形》载曰："大肠病者……当脐而痛（为大肠之募穴天枢部位）……胃病者……胃脘当心而痛（胃之募穴中脘部位）……小肠病者，小腹痛（小肠之募穴关元部位）。"若能将募穴与背俞穴和原穴结合运用，则更有临床实践意义。

2.募穴的治疗作用　腹募穴是各脏腑在腹部之气直接输注的部位，所以说募穴是用来治疗脏腑疾病的要穴，尤其长于治疗六腑病。《内经》言："善用针者，从阴引阳，从阳引阴。"《难经》中言："阴病行阳，阳病行阴，故令募在阴、俞在阳之意。"胸腹为阴，腰背为阳，募穴在胸腹属阴，六腑病为阳病，五脏病为阴病，属于阳病的六腑病用属阴的胸腹部腹募穴来治疗，经临床验证其具有显著的疗效，有确切的临床实用价值。

第五节　十六郄穴歌

一、歌赋及解析

【歌赋】

郄是孔隙义，本是气血聚，

疾病反应点，临床能救急。

阳维系阳交，阴维筑宾居。

阳跷走跗阳，阴跷交信毕。

肺郄孔最大温溜，脾郄地机胃梁丘。

心郄阴郄小养老，膀胱金门肾水泉。

心包郄门焦会宗，胆郄外丘肝中都。

在古代针灸著作中并未见郄穴的相关歌诀，最早的记载即针灸名家郑魁山先生所撰写的《针灸集锦》中的《郄穴歌》，其内容为"孔最温溜肺大肠，水泉金门肾膀胱。中都外丘肝与胆，阴郄养老心小肠。郄门会宗心包焦，地机梁丘脾胃乡。交信跗阳阴阳跷，筑宾阳交维阴阳"。还有南京中医学院针灸教研组所编的《腧穴歌诀》中有《十六郄穴歌》，原名为《十六郄穴》，其内容为"肺郄孔最温溜大，脾应地机胃梁丘，心郄阴郄养老小，膀胱金门肾水泉，郄门心包会宗焦，肝郄中都胆外丘，阳维阳交阴筑宾，阳跷跗阳阴交信"。后有北京中医药大学针灸推拿系腧穴教研室编撰的《十六郄穴歌》，其广为流传，最早摘录于《针灸经络腧穴歌诀白话解》一书。

本歌赋即摘录于《针灸经络腧穴歌诀白话解》。

【注解】

郄是孔隙义，本是气血聚，
疾病反应点，临床能救急。

郄是空隙的意思，郄穴是经脉气血藏聚的地方，在临床中常作为诊断疾病的反应点。郄穴善治疗急性病证，故能及时解决患者之病痛。

阳维系阳交，阴维筑宾居。
阳跷走跗阳，阴跷交信毕。

阳维脉的郄穴是阳交穴，阴维脉的郄穴是筑宾穴，阳跷脉的郄穴是跗阳穴，阴跷脉的郄穴是交信穴。

阳交：归属于足少阳胆经，为足少阳经与阳维脉之会，阳维脉气血深聚之郄穴。该穴在小腿外侧，外踝尖上7寸，腓骨后缘。因其属胆经，又为阳维脉之郄穴，阳经郄穴善治痛，故针刺该穴能疏肝利胆、化瘀通络，治疗肝郁气滞之胁痛、足胫疼痛。

筑宾：归属于足少阴肾经，为阴维脉之郄穴。该穴在小腿内侧，太溪直上5寸，比目鱼肌与跟腱之间。其为阴维脉气所发之起始穴，气血深聚之郄穴，故是调理阴维脉之主穴，最善调理肝、脾、肾与阴维脉之经气，具有平冲降逆的作用，是治疗肝肾之气上逆之奔豚、癫痫大发作之要穴。

跗阳：归属于足太阳膀胱经，为阳跷脉气血深聚之郄穴。该穴在小腿后区，昆仑直上3寸，腓骨与跟腱之间。其具有舒筋活络之功，阳经郄穴善治痛，故对下肢经络闭阻之痿痹肿痛有较好的治疗作用。

交信：归属于足少阴肾经，为阴跷脉气血深聚之郄穴。该穴在小腿内侧，内踝尖上2寸，胫骨内侧缘后际凹陷中。因其为阴跷脉之郄穴，郄穴善治血证，所以补之能补肾活血而调经，平补平泻能调理冲任而调经，治疗经水诸疾，尤长于补肾养血活血而调经，是治疗肾虚血瘀所致月经病之要穴。

肺郄孔最大温溜，脾郄地机胃梁丘。

肺经的郄穴是孔最，大肠经的郄穴是温溜，脾经的郄穴是地机，胃经的郄穴是梁丘。

孔最：归属于手太阴肺经，为手太阴肺经气血深聚之郄穴。该穴在前臂前区，尺泽与太渊连线上，腕掌侧远端横纹上7寸。因其为郄穴，阴经郄穴善治血证，因此针刺该穴具有凉血止血的作用，可用于治疗咳血、失音、咽喉肿痛等肺经热盛伤血、动血之证，又因肺与大肠相表里，所以也能治疗痔疮及其出血。

温溜：归属于手阳明大肠经，为手阳明经气血深聚之郄穴。该穴在前臂，腕背侧远端横纹上5寸，阳溪与曲池连线上。温溜为阳经之郄穴，郄穴善治急证，阳经郄穴善治痛证，故常用于治疗大肠急性病证。该穴具有清热解毒、调理肠胃的作用，临床常用于阳明经热盛或肠胃气机紊乱所致诸症。

地机：归属于足太阴脾经，为足太阴经气血深聚之郄穴。该穴在小腿内侧，阴陵泉下3寸，胫骨内侧缘后际。地机为郄穴，阴经郄穴善治血证，脾为统血之脏，故该穴善治各种血证，尤其妇科血证，临床常用于各种妇科出血病证。

梁丘：归属于足阳明胃经，为足阳明经气血所聚之郄穴。该穴在股前区，髌底上2寸，股外侧肌与股直肌肌腱之间。因其为郄穴，郄穴善治急证，阳经郄穴善治痛证，故针刺该穴善治急性胃腑疼痛。

心郄阴郄小养老，膀胱金门肾水泉。

心经之郄穴是阴郄，小肠经之郄穴是养老，膀胱经之郄穴是金门，肾经的郄穴是水泉。

阴郄：归属于手少阴心经，为手少阴经气深聚之郄穴。该穴在前臂前区，腕掌侧远端横纹上0.5寸，尺侧腕屈肌腱的桡侧缘。阴郄具有养血安神、滋阴降火的作用，是治疗心血亏虚所致诸疾之常用穴。

养老：归属于手太阳小肠经，为手太阳经气血深聚之郄穴。该穴在前臂后区，腕背横纹上1寸，尺骨头桡侧凹陷中。郄穴善治急证，阳经郄穴善治痛证，该穴善舒筋活络，为治疗指、腕、肘、肩、臂及腰部疼痛之常用穴。

金门：归属于足太阳膀胱经，为足太阳膀胱经气血深聚之郄穴。该穴在足背，外踝前缘直下，第5跖骨粗隆后方骰骨下缘凹陷中。金门最善疏通本经之气血而有舒筋止痛之功，是治疗足太阳经经气郁滞所致急性痛证之要穴，尤长于治疗头风和外踝肿痛。

水泉：归属于足少阴肾经，为足少阴肾经气血深聚之郄穴。该穴在跟区，太溪直下1寸，跟骨结节内侧凹陷中。阴郄善治血证，肾主生殖，又主前后二阴，故该穴功善活血调经、通利小便，为治疗月经不调和小便不利之常用穴。

心包郄门焦会宗，胆郄外丘肝中都。

心包经的郄穴是郄门，三焦经的郄穴是会宗，胆经的郄穴是外丘，肝经的郄穴是中都。

郄门：归属于手厥阴心包经，为心包经气血深聚之郄穴。该穴在前臂前区，腕掌侧远端横纹上5寸，掌长肌腱与桡侧腕屈肌腱之间。心包代心行事，心主血脉，郄门有祛瘀止痛之功，故又能治血证。其功善通脉宁心、凉血止血，是治疗心脉痹阻之心痛和心火亢盛迫血妄行之出血诸症的常用穴。

会宗：归属于手少阳三焦经，为三焦经气血深聚之郄穴。该穴在前臂后区，腕背侧远端横纹上3寸，尺骨桡侧缘。阳经郄穴主痛证，用之可祛除本经之瘀滞，疏通三焦经之气血而主治上肢疼痛，又能清除三焦久瘀之热而主治痫证、耳聋。

外丘：归属于足少阳胆经，为胆经气血深聚之郄穴。该穴在小腿外侧，外踝尖上7寸，腓骨前缘。其性善清利，有清肝利胆、通经活络之功，是治疗胆经急证、痛证之要穴。

中都：归属于足厥阴肝经，为肝经气血深聚之郄穴。该穴在小腿内侧，内踝尖上7寸，胫骨内侧面的中央。因其为郄穴，阴郄善治血证，肝主藏血，故用之可疏肝理气、活血调经，凡肝气郁滞，血瘀不畅所致妇科病以及少腹疼痛，皆可治之。

二、郄穴的临床应用

郄穴的最早记载见于《针灸甲乙经》，在该书卷三中首次明确指出十六郄穴的名称，之后在临床多有发挥，成为非常重要的一类特定穴。"郄"有间隙、空隙之意，就是骨肉的间隙，是各经经气深聚的部位。郄穴是经脉气血汇聚深入之处，即经气深聚之所在。它的部位多在经脉曲折部分，除胃经郄穴梁丘在膝关节之上，其余的郄穴均在肘、膝关节以下。十二经脉各有1个郄穴，再加阴维脉、阳维脉、阳跷脉、阴跷脉也各有1个郄穴，共计16个郄穴，其中，上肢有6个郄穴，下肢有10个郄穴。

郄穴是经脉气血深聚之处，也是每条经脉的一个代表点，既能反映本经经脉的病理现象，也能起到相应的治疗作用，且其治疗作用有一定的特点。也就是说，郄穴既能诊断疾病，又有特殊的治疗作用。

1.郄穴的诊断作用 郄穴是每条经脉气血深聚之处，因此郄穴点较为敏感，历代医家将其总结为"病证反应点"。因此当某一经脉有病变时，就会在相应经脉的郄穴上出现一定的病理变化，如出现压痛、条索、硬结、松软、凹陷，以及发青、发乌等异常颜色的改变，尤其是急性病证，更常在郄穴上发生异常变化。如月经不调、子宫肌瘤、痛经等患者常会在脾经的郄穴地机出现明显的压痛反应，急性胃痛的患者常在胃经郄穴梁丘出现压痛反应，心绞痛等心脏病患者常在心包经郄穴郄门处出现压痛等异常反应，均反映了郄穴诊断疾病的作用特点。

2.郄穴的治疗作用 郄穴一类特定穴有其共同的特性，所有郄穴共有的特性是善治急证，凡五脏六腑有明显的急证时均可取用相应经脉的郄穴。另外，阴经与阳经的郄穴又有不同的作用特点。

阴经的郄穴善治血证。如肺经的郄穴孔最可治疗呕血、咳血、衄血、便血等血证，肝经的郄穴中都可治疗便血、崩漏等血证，心包经的郄穴郄门用于治疗呕血、衄血等，均是阴经之郄穴治疗血证的临床运用。

阳经的郄穴善治痛证。如大肠经之郄穴温溜治疗头痛、牙痛、咽喉肿痛等，小肠经之郄穴养老治疗急性腰痛、肩臂痛、项强、头痛等，均是阳经之郄穴治疗痛证的临床运用。

第六节　八脉交会穴歌

一、歌赋及解析

【歌赋】

> 公孙冲脉胃心胸，内关阴维下总同。
> 临泣胆经连带脉，阳维目锐外关逢。
> 后溪督脉内眦颈，申脉阳跷络亦通。
> 列缺任脉行肺系，阴跷照海膈喉咙。

本歌赋最早见于《医经小学》卷三，题目为《经脉交会八穴一首》，其后在《针灸大全》《针灸大成》《医宗金鉴》等书中均有记载。《针灸大成》称之为《八法交会穴歌》。《针灸问对》《古今医统大全》也有《经脉交会八法歌》载录，而《针灸聚英》有《八法八穴歌》，但均与《医经小学》中的内容不同。

本歌赋选自《针灸大全》。

【注解】

公孙冲脉胃心胸，内关阴维下总同。

公孙通于奇经中的冲脉，内关穴通于奇经中的阴维脉。公孙穴属足太阴脾经而又通于冲脉，在足内侧第一跖骨底的前下缘赤白肉际处，主治胃痛、呕吐、腹痛、泄泻、痢疾等。内关穴属手厥阴心包经而又与阴维脉相通，在前臂，腕掌侧远端横纹上2寸，掌长肌腱与桡侧腕屈肌腱之间，主治心痛、心悸、胸痛、胃痛、呕吐、呃逆、失眠、癫狂、痫证、郁证等。窦汉卿在《针经指南·八法交会八脉》中言公孙与内关两穴"合于胃、心、胸"。公孙还是足太阴别走足阳明胃经之络穴，故还与胃经相通，内关还是手厥阴别走手少阳三焦经之络穴，故还与三焦经相通，即两穴可通于脾经、胃经、冲脉、心包经、三焦经、阴维脉6条经脉。两穴相合，一上一下，均为阴经，皆为络穴，且为母子经关系，主要用于胃、心、胸之病证的治疗。

临泣胆经连带脉，阳维目锐外关逢。

足临泣通于奇经中的带脉，外关通于奇经中的阳维脉。足临泣穴属足少阳胆经而又与带脉相通，在足背第4、5跖骨底结合部的前方，第5趾长伸肌腱外侧凹陷中，主治头痛、目外眦痛、目眩、颈项痛、胁肋痛、疟疾、中风偏瘫、足跗肿痛等。外关穴属手少阳三焦经而又通于阳维脉，在前臂后区，腕背侧远端横纹上2寸，尺骨与桡骨间隙中点，主治热病、头痛、颊痛、耳聋、耳鸣、目赤肿痛、胁痛、肩背痛等。窦汉卿在《针经指南·八法交会八脉》中言足临泣、外关两穴合于"目锐眦、耳后、颊、颈、肩"。足临泣穴属足少阳胆经，又通于带脉，外关还是手少阳三焦经别走手厥阴心包经之络穴，又通于阳维脉，即两穴可通于足少阳胆经、带脉、手少阳三焦经、手厥阴心包经、阳维脉5条经脉。两穴相合，一上一下，均为阳经，同名经同气相求，主要用于目外眦、耳、颊、颈、肩部病证。

后溪督脉内眦颈，申脉阳跷络亦通。

后溪通于奇经中的督脉，申脉通于奇经中的阳跷脉。后溪穴属手太阳小肠经而又与督脉相通，在第5掌指关节尺侧近端赤白肉际凹陷中，主治头项强痛、目赤、耳聋、咽喉肿痛、腰背痛、癫狂痫、疟疾等。申脉穴属足太阳膀胱经而与阳跷脉相通，在外踝尖直下，外踝下缘与跟骨之间凹陷中，主治头痛、眩晕、目赤、内眦痛、癫狂痫、失眠、腰腿疼痛等。窦汉卿在其《针经指南·八法交会八脉》中言后溪、申脉两穴合于"目内眦、颈项、耳、肩膊、小肠、膀胱"。

后溪穴属督脉，又通于督脉，申脉穴属足太阳膀胱经，又通于阳跷脉，即两穴可通于手太阳小肠经、督脉、足太阳膀胱经、阳跷脉4条经脉。两穴相合，一上一下，均为阳经，同名经同气相求，主要用于目内眦、颈项、耳、肩、小肠、膀胱之病证。

列缺任脉行肺系，阴跷照海膈喉咙。

列缺通于奇经中的任脉，照海穴通于奇经中的阴跷脉。列缺穴属手太阴肺经而又通于任脉，在前臂，腕掌侧远端横纹上1.5寸，桡骨茎突处，主治伤风、头痛、项强、咳嗽、气喘、咽喉肿痛、口眼㖞斜、齿痛、遗精、水肿等。照海穴属足少阴肾经而又通于阴跷脉，在内踝尖下1寸，内踝下缘边际凹陷中，主治咽喉干燥、痫证、失眠、嗜卧、惊恐不安、目赤肿痛、月经不调、痛经、赤白带下、阴挺、疝气、小便频数等。窦汉卿在其《针经指南·八法交会八脉》中言列缺、照海两穴"合于肺系、咽喉、胸膈"。列缺还是手太阴肺经别走手阳明大肠经之络穴，又通于任脉，后溪穴属手太阳小肠经，又通于督脉，即两穴通于手太阴肺经、手阳明大肠经、任脉、手太阳小肠经、督脉5条经脉。两穴相合，一上一下，均为阴经，且为母子经之关系，主要用于肺系、咽喉、胸膈之病证。

二、八脉交会穴的临床应用

八脉交会穴是奇经八脉（任脉、督脉、冲脉、带脉、阴维脉、阳维脉、阴跷脉、阳跷脉）通于四肢（奇经八脉与四肢部的八穴相会合），交会于正经的穴道，就是八穴通于八脉，一般称之为八脉交会穴，原称为"交经八穴""流注八穴"，或称"八脉八穴"。

早在《针灸甲乙经》中就载有申脉、照海两穴"为阴跷脉所生"，后世医家在相关基础上逐渐发展并完善，总结了相关理论，目前所见到的八脉交会穴首见于窦汉卿所著的《针经指南》，故又称为"窦氏八穴"，当时称为"交经八穴"。据说"乃少室隐者之所传也"，得之于"山人宋子华"之手，但此书已亡失，所以窦氏的《针经指南》就成为八脉交会穴记载最早的书籍。此后，明代刘纯所著的《医经小学》和徐凤所著的《针灸大全》中始称之为八脉交会穴。这里所说的交会是指脉气的相通，不是指十二经脉与奇经八脉在分布路线上的直接交合。在这八穴中，只有申脉、照海分别是足太阳膀胱经与阳跷脉及足少阴肾经与阴跷脉直接交经汇聚之处，余六穴均未直接在所在穴处与奇经交会，其"相通"的意义，应当理解为通过各穴本身所属经脉与奇经在身体某一个部位相交而通会于其穴，故称之为脉气相通。后来将这种相通关系说成"交会"，所以称作"八脉交会穴"，因此，窦氏所称的"交经八穴"非常合理。奇经八脉与十二正经的八穴交会关系：公孙通过足太阴脾经入腹会于关元，与冲脉相通，即公孙通于冲脉；内关通过手厥阴心包经起于胸中，与阴维脉相通，即内关通于阴维脉；外关通过手少阳三焦经上肩循天髎，与阳维脉相通，即外关通于阳维脉；足临泣通过足少阳胆经经过季胁，与带脉相通，即足临泣通于带脉；申脉通过足太阳膀胱经与阳跷脉相通，即申脉通于阳跷脉；后溪通过手太阳小肠经交肩会于大椎，与督脉相通，即后溪通于督脉；照海通过足少阴肾经循阴股入腹达胸，与阴跷脉相通，即照海通于阴跷脉；列缺通过手太阴肺经循喉咙，与任脉相通，即列缺通于任脉。

八脉交会穴在临床上主要是两穴相配运用，两穴伍用起到了很好的协同作用，功效加强，作用倍增，有"一加一大于二"的效果，具有较高的临床实用价值，在临床运用中起到了执简驭繁之效。现将其穴位配伍特点归纳总结如下。

1.阴经与阴经相配，阳经与阳经相配用 八脉交会穴在临床上一般配伍运用如下：公孙与内关、列缺与照海、外关与足临泣、后溪与申脉4对组穴运用。公孙穴属足太阴脾经，内关穴属手厥阴心包经，足太阴脾经与手厥阴心包经均属于阴经，且两经为相生关系（足太阴脾经为土，手厥阴心包为火，乃是相生关系）；列缺属于手太阴肺经，照海穴属足少阴肾经，手太阴肺经与足少阴肾经均属于阴经，且两经也是相生关系（手太阴肺经为金，足少阴肾经为水，乃是相生关系）；外关穴属手少阳三焦经，足临泣穴属足少阳胆经，手少阳三焦经与足少阳胆经均属于阳经，且两经均是少阳经，为同名经；后溪穴属手太阳小肠经，申脉穴属足太阳膀胱经，手太阳与足太阳均属于阳经，且两经均是太阳经，也属于同名经。由此看来，阴经之间的相配为母子经关系，这种相生配穴法，具有相互促进、相得益彰之效，这样就不会伤其五脏的精气。阳经之间的相配为同名经关系，同名经同气相求，气血相通，其中后溪与足临泣都是阳经之输穴，"输主体重节痛"，所以对经脉循行部位之痛证有较好的疗效。这种配用法有同气相应，经气贯通，起到通经止痛的作用。

2.八脉交会穴两两相配的穴位均是上下配对 这4对配穴均是一上一下相配：内关与公孙相配，内关在上，公孙在下；列缺与照海相配，列缺在上，照海在下；外关与足临泣相配，外关在上，足临泣在下；后溪与申脉相配，后溪在上，申脉在下。穴位上下相配，具有疏通的作用，有效地加强了通经活络之功。

3.八脉交会穴中以络穴为主 在这8个交会穴中，有4个是络穴（内关、外关、公孙、列缺），为何八脉交会穴以络穴为主呢？这是因为络穴有联络表里两经的作用，通过络穴表里经的相互沟通，更加加强了与各经之间的联系，从而也就拓宽了各穴的治疗范围。

附：历代八法交会八穴歌

1. 《琼瑶神书》之《八法穴道》

内关掌后取，二寸两筋底，取穴陷中央，直透外关使。公孙是大趾，内侧节后取，一寸陷之中，坐蜷两足底。外关手腕中，骨后两寸处，针透内关前，两取施妙济。临泣足小趾，次趾在其旁，本节后侠溪，寸半穴中藏。列缺腕骨侧，两手交交叉，中指头尽处，沿皮半寸加。照海在内踝，二寸下肉间，横针寸五分，补泻有后先。申脉外踝下，陷中肉际边，五分针取用，直刺照心间。后溪手小指，外侧节五分，捻拳纹尖上，一寸透掌心。

2. 《针灸大全》之《八穴相配合歌》

公孙偏于内关合，列缺能消照海疴。

临泣外关分主客，后溪申脉正相合。

左针右病知高下，以意通经广按摩。

补泻迎随分逆顺，五门八法是真科。

3. 《针灸大成》之《八法交会穴歌》

内关相应是公孙，外关临泣总相同。

列缺交经通照海，后溪申脉亦相从。

4. 《针灸逢源》之《八脉交会八穴歌》

公孙为父通冲脉，内关母与阴维接。四经会合胃心胸，心脾有病治堪适。头面颈项四肢风，后溪申脉当详核。二穴督脉阳跷通，兼属夫妻自和悦。临泣称男带脉连，外关女与阳维一。气贯耳颊肩颈目，四肢风痛病如失。若遇喉风藏病凶，客寻照海主列缺。列缺原来任脉通，阴跷照海本同辙。

5. 《针灸聚英》之《八法手诀歌》

春夏先深而后浅，秋冬先浅而后深。

随处按之呼吸轻，迎而吸之寻内关。

补虚泻实公孙是，列缺次当照海深。

临泣外关和上下，后溪申脉用金针。

先深后浅行阴数，前三后二却是阴。

先浅后深阳数法，前二后三阳数定。

临泣公孙肠中病，脊头腰背申脉攻。

照海咽喉并小腹，内关行处治心疼。

后溪前上外肩背，列缺针时脉气通。

急按慢提阴气升，急提慢按阳气降。

取阳取阴皆六数，达人刺处有奇效。

第七节　八会穴歌

一、歌赋及解析

【歌赋】

腑会中脘脏章门，筋会阳陵髓绝骨，

骨会大杼血膈俞，气会膻中脉太渊。

本歌赋首见于明代针灸医家高武所著的《针灸聚英》，在其他书籍中只列八会穴，而未列歌诀。《八会穴歌》表述了八会穴的名称，言简意赅，易于记忆，在临床中一直被广为传颂，极大地推广了八会穴在临床中的运用。《针灸聚英》汇集了16世纪以前10多种针灸医籍的有关内容，并阐述了高武自己对医学的理解以及临床实践等内容，是一部有较大学术价值的针灸学专著。

本歌赋摘录于《针灸聚英》。

【注解】

腑会中脘脏章门

八会穴之腑会是中脘穴，脏之会是章门穴。中脘是六腑之会穴，在上腹部，前正中线上，脐中上4寸，主治胃脘痛、腹胀、呕吐、呃逆、反胃、吞酸、纳呆、饮食不化、疳积、黄疸、鼓胀、虚劳、痿证、肠鸣、泄泻、便秘、便血、肠痈、霍乱、吐血、荨麻疹、奔豚、失眠、脏躁、惊悸、怔忡、癫痫、哮喘、痰多等病症。章门是五脏之会穴，在侧腹部，第11肋游离端的下际，主治腹痛、腹胀、肠鸣、泄泻、呕吐、神疲肢倦、胸胁痛、黄疸、痞块、腰脊痛、小儿疳积等病症。

筋会阳陵髓绝骨

筋之会是阳陵泉穴，髓之会是绝骨穴。阳陵泉是筋之会，在小腿外侧，腓骨头前下方凹陷中，主治黄疸、口苦、呕吐、胁肋疼痛、半身不遂、下肢痿痹、肩痛、扭伤、膝髌肿痛、脚气、小儿惊风、抽搐等病症。绝骨是髓之会，绝骨即悬钟穴，在小腿外侧，外踝尖上3寸，腓骨前缘，主治偏头痛、咽喉肿痛、半身不遂、小儿麻痹、颈项强痛、胁肋疼痛、痔疾、便秘、膝腿痛、脚气、头晕、老年痴呆、智力发育不全、贫血、白血病等疾患。

骨会大杼血膈俞

骨之会是大杼穴，血之会是膈俞穴。大杼是骨之会，在脊柱区，第1胸椎棘突下，后正中线旁开1.5寸，主治咳嗽、发热、项强、肩背痛、头痛、鼻塞、咽喉肿痛等病症。膈俞是血之会，在脊柱区，第7胸椎棘突下，后正中线旁开1.5寸，主治胃痛、呕吐、呃逆、吐血、便血、气喘、咳嗽、潮热、盗汗、瘙痒、瘾疹等病症。

气会膻中脉太渊

气之会是膻中穴，脉之会是太渊穴。膻中是气之会，在胸部，横平第4肋间隙，前正中线上，主治咳嗽、气喘、胸闷、气短、胸痹、心痛、心悸、心烦、乳少、乳痈、噎膈、鼓胀、瘿气等病症。太渊是脉之会，在腕掌侧远端横纹桡侧动脉搏动处，主治咳嗽、气喘、咳血、胸痛、咽喉肿痛、咽干、手腕无力、半身不遂、肋间痛、腹胀、嗳气、无脉症等疾患。

二、八会穴的临床应用

八会穴指脏、腑、筋、骨、血、脉、气、髓八者之精气所会聚的腧穴。八会穴的概念首载于《难经》。会，即聚会之意。八会穴就是脏、腑、气、血、筋、脉、骨、髓之精气聚会之处。《难经·四十五难》载："腑会太仓（中脘穴），脏会季胁（章门穴），筋会阳陵泉，髓会绝骨，血会膈俞，骨会大杼，脉会太渊，气会三焦外，一筋直两乳内也（指膻中穴）。热病在内者，取其会之气穴也。"这些穴位多分布于躯干部。

八会穴与其所属的8种脏器组织的生理功能有着密切的关系。章门为脏之会穴，五脏皆禀于脾，脾主运化水谷精微，五脏六腑、四肢百骸皆赖以所养，脾（胃）为"后天之本"，气血生化之源，五脏皆禀于脾，章门为脾之募穴，故为脏之会穴。胃为"太仓"，主受纳、腐熟水谷，故为"水谷气血之海"，与脾合称"后天之本"，六腑皆禀于胃，中脘是胃之募穴，故也为腑之会穴。膻中为胸中宗气积聚之处，《灵枢·邪客》言"宗气积于胸中，出于喉咙，以贯心脉而行呼吸焉"，膻中又为心包之募穴，《灵枢·海论》言"膻中者，为气之海"，故膻中为气之会穴。膈俞在第7胸椎棘突下，旁开1.5寸处，其上为心俞，其下为肝俞，心主血脉，肝藏血，故膈俞为血之会。阳陵泉在膝下腓骨头前下方，是足少阳胆经之合穴，肝胆互为表里，而肝主筋，膝为筋之府，故阳陵泉为筋之会。太渊穴位于寸口桡动脉搏动处，是脉之大会，肺朝百脉，太渊是肺经之原穴，故太渊为脉之会。大杼在第1胸椎下两旁，属足太阳膀胱经，膀胱与肾互为表里，肾主骨，古称椎骨为杼骨，髓自脑注脊，下贯尾骶，渗诸骨节，故大杼为骨之会。绝骨即悬钟，位于足外踝上3寸，属胆经，"胆主骨所生病"，诸髓皆属于骨，骨髓之会为悬钟。

八会穴的临床运用主要是按所关联脏器组织而取用。如所有的五脏疾病皆可取用章门穴治疗，因为章门穴为脏之会，故用之就可以调理五脏之疾。同样，若是六腑病，就可取用六腑之会中脘穴治疗，具有很好的疗效，如胃腑病、胆腑病、肠腑病等用之皆甚效。气之会为膻中穴，是治疗各种气病之要穴，刺之可调理气机，使气机升降有序，用于治疗一切因脏腑气机失调所致之病症。如《行针指要歌》所言："或针气，膻中一穴分明记。"临床上，膻中穴可治疗胃气上逆之呃逆、呕吐等症，还可以调理肺气，宣肺化痰，有"上气海"之称。血之会为膈俞，用膈俞穴可以治疗贫血、瘀血、出血等疾病，不仅直接治疗血病，而且对皮肤病也有治疗作用，其原理也与膈俞为血之会相关，因为中医学认为皮肤病与风有关，根据"治风先行血，血行风自灭"之理，用之对皮肤病有很好的疗效。筋之会为阳陵泉，该穴具有舒筋活络、通利关节的作用，位于筋之府，筋气聚会之处，是治疗筋病之要穴，有舒筋、强筋之力，凡一切有关筋脉之病，皆能治之，如肩周炎、扭挫伤、各种痿证等皆可以治疗。大杼为八会之骨会，善治骨病，有壮骨强筋之功，凡与骨有关的病证，皆其所宜，如临床多与悬钟、太溪等相配而滋补肾阴、益髓壮骨，治疗骨痿，也常用于治疗颈椎病等。髓之会悬钟，有充髓壮骨的作用，可用于治疗髓虚骨痿所致诸疾，还可治疗老年痴呆、智力发育不全等，因为脑为髓之海，故能治之。骨能生髓，髓能生血，所以悬钟穴还可以治疗贫血、白血病、紫斑、造血功能低下等疾病，这些皆是根据髓之会的原理而运用，临床确具实效。脉之会为太渊穴，因此可用太渊穴治疗有关脉之病证，如无脉症等。

由以上这些穴位的作用来看，因其是八会穴之某一会穴，所以极大地拓宽了穴位的治疗范围。如悬钟穴属于胆经之穴，若是按照经脉的原理，悬钟可治疗少阳经之病变，但因其是八会之髓会，所以还可治疗头晕、中风、贫血、白血病、痴呆、智力发育不全等病症。以上穴位以此类推，皆能治疗其所属的脏器组织之病变。

第八节　十二背俞穴歌

一、歌赋及解析

【歌赋】

胸三肺俞四厥阴，心五肝九胆十临，
十一脾俞十二胃，腰一三焦腰二肾，
腰四骶一大小肠，膀胱骶二椎外寻。

背俞穴的内容首见于《灵枢·背腧》，但历代一直未见有相关歌诀，直到当代著名针灸学家郑魁山教授所编著的《针灸集锦》一书中首见本歌赋，其原名为《俞穴歌》，概括地说明了十二脏腑背俞穴的具体名称和大致位置，本歌赋中除了心包之俞称"厥阴俞"外，其余均以脏腑名称命名。

本歌赋选自《针灸集锦》。

【注解】

胸三肺俞四厥阴

在背部，第3胸椎棘突下旁开1.5寸是肺的背俞穴肺俞。在背部，第4胸椎棘突下旁开1.5寸为心包的背俞穴厥阴俞。

心五肝九胆十临

在背部，第5胸椎棘突下旁开1.5寸是心的背俞穴心俞。在背部，第9胸椎棘突下旁开1.5寸是肝的背俞穴肝俞。在背部，第10胸椎棘突下旁开1.5寸是胆的背俞穴胆俞。

十一脾俞十二胃

在背部，第11胸椎棘突下旁开1.5寸是脾的背俞穴脾俞。在背部，第12胸椎棘突下旁开1.5寸是胃的背俞穴胃俞。

腰一三焦腰二肾

在腰部，第1腰椎棘突下旁开1.5寸是三焦的背俞穴三焦俞。在腰部，第2腰椎棘突下旁开1.5寸是肾的背俞穴肾俞。

腰四骶一大小肠

在腰部，第4腰椎棘突下旁开1.5寸是大肠的背俞穴大肠俞。在腰骶部，骶正中嵴旁开1.5寸，平第1骶后孔为小肠的背俞穴小肠俞。

膀胱骶二椎外寻

在骶部，骶正中嵴旁开1.5寸，平第2骶后孔为膀胱的背俞穴膀胱俞。

二、背俞穴的临床应用

背俞穴的记载首见于《灵枢·背腧》，在本篇中已提到了五脏俞和膈俞。其载曰："肺俞在三焦之间（焦，即椎的意思），心俞在五焦之间，膈俞在七焦之间，肝俞在九焦之间，脾俞在十一焦之间，肾俞在十四焦之间。"其记载是后世针灸定背俞穴的依据。《素问·气府论篇》中较为全面地记载了五脏六腑的背俞穴，载曰："夹背以下至尾二十一节，十五间各一。五脏之俞各五,六腑之俞各六。"此时已经提到了六腑之背俞穴，但尚未列出穴名。《脉经》中明确了心、肝、脾、肺、肾五脏俞及大小肠、膀胱、胆、胃五腑之背俞穴的名称和位置。之后《针灸甲乙经》填补了厥阴俞，并记载了背俞穴的刺灸方法。至《备急千金要方》中补充了厥阴俞，至此背俞穴方完备。各脏腑各有一对背俞穴，总称为十二背俞穴，分别是肺俞、厥阴俞、心俞、脾俞、肝俞、肾俞、大肠俞、三焦俞、小肠俞、胃俞、胆俞、膀胱俞，这些背俞穴均分布在膀胱经循行于背部的第一侧线上，即督脉旁开1.5寸的位置。背俞穴是五脏六腑之精气汇聚之处，十二背俞穴分布的特点基本上是和脏腑位置高低相近，内外相应。各脏腑背俞穴均以脏腑命名，由上而下，易记而常用，是临床重要腧穴。

背俞穴在临床中既有诊断疾病的作用，又有治疗疾病的作用。

1.背俞穴的诊断作用 背俞穴是脏腑之气输注于背腰部的穴位，是脏腑之气而不是经络之气，也就是说，背俞穴是直接与脏腑相通的部位所在，各背俞穴与各脏腑内外相应，因此各脏腑无论在生理上还是在病理上都与相应的背俞穴密切相关，当某一脏腑有病时，就会在其相应的背俞穴上表现出来。如急性心脏病往往会出现心痛彻背，哮喘患者会出现背冷如水淋漓，肾气亏虚则会出现腰酸、腰痛等相应表现。古医家就是根据内脏疾病与背部这种表现的关系而逐渐认识这一规律，通过长期的临床实践，以按压法等找到了具体的反应点，也就是所说的通过观其外而知其内。《灵枢·背俞》言："则欲得而验之，按其处，应在中而痛解，乃其俞也。"通过按压出现敏感反应点、压痛点等病理变化，其所在的部位与内部相应。按压所取的背俞穴有酸、胀、痛之感，或按压时其病缓而痛解，均为病与穴相应之征。著名医家张介宾曾对此注释："按其俞穴之处，必痛而解，乃其俞也。"其相关的运用在《内经》中也多次提及，如《灵枢·五邪》言："咳动肩背……以手疾按之，快然乃刺也。""快然"也是一种感应，表明按压相应的背俞穴就能获得相应的感觉，这些异常的反应是古人确立背俞穴的基础，所以通过诊察背俞穴可以有效地协助诊断疾病。凡诊断脏腑疾患，均可在背俞穴进行探查，如发现压痛、酸胀、麻木、条索、结节等变化，则为重要的诊断信息。背俞穴的诊断作用有较强的特异性，是各类特定穴中诊断作用最强的一类，在临床运用时常与其他类特定穴相互参照结合，尤其与原穴和腹募穴的配合甚效。

2.背俞穴的治疗作用　背俞穴与五脏六腑内外相应，关系密切，是五脏六腑之精气转输聚会于背部的特定穴位，因此背俞穴是五脏六腑之背俞，而不是某经之背俞穴，用于治疗五脏六腑之疾，凡脏腑有病，皆可以取用相关的背俞穴。《素问·刺疟篇》言："疟脉满大，急刺背俞。"《灵枢·五邪》载："邪在肺，则病皮肤痛，寒热，上气喘，汗出，咳动肩背。取之……背三节五脏之旁。"《灵枢·癫狂》言："咳而动手者，与背俞，以手按之，立快者是也。"皆言其背俞穴的运用。《素问·长刺节论篇》言："迫脏刺背，背俞也。"就是指邪气迫近脏腑，针刺背俞穴的作用能够直达内脏。《素问·咳论篇》言："治脏者治其俞。"《难经·七十六难》中言："阴病行阳，阳病行阴。"阴病是指五脏病，阳病是指六腑病，行阳是指取背俞穴，行阴是指取腹募穴。也就是说，五脏病更适宜取背俞穴治疗。如咳嗽、喘憋等肺脏疾病，可取用肺俞治疗；心痛、心悸、心烦等心脏疾病，可取用心俞治疗；黄疸、胁痛、肝炎、胆囊炎等取用肝俞治疗；腹胀、呕吐、腹泻、水肿等脾病，可取用脾俞治疗；遗精、阳痿、早泄、腰酸、腰痛、月经不调、带下、小便不利等与肾有关的疾病，皆可取用肾俞治疗。

第九节　下合穴歌

一、歌赋及解析

【歌赋】

> 胃经下合三里乡，上下巨虚大小肠，
> 膀胱当合委中穴，三焦下合属委阳，
> 胆经之合阳陵泉，腑病用之效必彰。

下合穴内容最早记载于《灵枢·本输》："六腑皆出足之三阳，上合于手者。"其后《灵枢·邪气脏腑病形》中具体阐述了六腑下合穴，但历代均无下合穴歌赋之记载，中华人民共和国成立后，《针灸学》统编教材中有了下合穴歌内容。

本歌赋摘录于刘清国、胡玲主编的《经络腧穴学》一书。

【注解】

胃经下合三里乡

胃腑的下合穴是足三里。足三里穴属足阳明胃经，且为足阳明胃经之合穴，在小腿的外侧，犊鼻穴下3寸，犊鼻与解溪的连线上。

上下巨虚大小肠

大肠的下合穴是上巨虚，小肠的下合穴是下巨虚。上巨虚属于足阳明胃经之穴，在小腿外侧，犊鼻穴下6寸，犊鼻与解溪的连线上；下巨虚也属于足阳明胃经的穴位，在小腿外侧，犊鼻下9寸，犊鼻与解溪连线上。

膀胱当合委中穴

膀胱的下合穴是委中。委中穴属足太阳膀胱经，且为足太阳膀胱经之合穴，在腘横纹正中央。

三焦下合属委阳

三焦的下合穴是委阳。委阳穴属足太阳膀胱经，在腘横纹上，股二头肌腱的内侧缘。

胆经之合阳陵泉

胆腑的下合穴是阳陵泉。阳陵泉穴属足少阳胆经，且为足少阳胆经之合穴，在小腿外侧，腓骨小头前下方凹陷中。

腑病用之效必彰

当六腑有病时，取用相应的下合穴治疗，其疗效突出，是治疗六腑病的特效用穴。

二、下合穴的临床应用

下合穴又称为六腑下合穴、六合穴，是六腑之气汇注的腧穴，与六腑关系密切。下合穴共有6个，其中3个就是足三阳经的合穴，胃、膀胱、胆属于足三阳，其下合穴与五输穴中的合穴相同；还有3个手三阳经的下合穴，即大肠、小肠与三焦，其下合穴却处于足三阳经上。下合穴的理论最早见于《灵枢·本输》："六腑皆处于足三阳，上合于手者也。"其详细记载见于《灵枢·邪气脏腑病形》："胃合于三里，大肠合入于巨虚上廉，小肠合入于巨虚下廉，三焦合入于委阳，膀胱合入于委中央，胆合入于阳陵泉。"即胃腑下合穴为足三里，大肠腑的下合穴为上巨虚，小肠腑的下合穴为下巨虚，三焦腑的下合穴为委阳，膀胱腑的下合穴为委中，胆腑的下合穴为阳陵泉。

《灵枢·邪气脏腑病形》言："荥输治外经，合治内腑。"其中所言的"合治内腑"就是说下合穴治疗六腑病。《素问·咳论篇》中言："治脏者治其俞，治腑者治其合。"此处的"治腑者治其合"也是说明了腑病用合穴之理。以上均直接指出了六腑病用穴的基本原则，六腑病首取其下合穴，这一原则一直指导着临床实践运用，有确切的临床价值。

为何下合穴治疗六腑病有特效作用？下合穴治疗六腑病有其独特的理论，其认为6个下合穴与六腑有直接的联系。也就是说，自足三里穴处别出了一条支脉，直达于胃腑；从胃经的上巨虚穴处别出了一条支脉，直达大肠腑；从胃经的下巨虚穴处别出了一条支脉，直达小肠腑；从膀胱经的委阳穴处别出了一条支脉，直达三焦腑；从膀胱经委中穴处别出了一条支脉，直达膀胱腑；从胆经阳陵泉穴处别出了一条支脉，直达胆腑。在每一个下合穴处都有一条专属通道与相应的腑直接联系，具有专一性，发挥直接治疗作用。下合穴与其他穴位不同，其他穴位是经过一个一个的"站点"到达相应的脏腑，下合穴所行路线具有专一性，不经过任何"站点"，不是经脉关系，而是直接相通于所属的腑内，所以下合穴应称为某腑之下合穴，不能称为某经之下合穴，如上巨虚应称为大肠腑之下合穴，而不能称为大肠经的下合穴，本身上巨虚就不是大肠经之穴，所以这一点务必明确，明确了这一点，也就明确了六腑与下合穴之间的真正关系。

1. 足三里 该穴属于足阳明胃经，为本经之合穴，胃腑的下合穴，具有扶正培元、益气生血、调理脾胃、行气导滞、疏经通络的作用。

（1）常用于脾胃虚弱、中虚脏寒、邪气犯胃之胃痛、呕吐、腹胀、肠鸣、消化不良、泄泻、便秘、疳积、慢惊风、黄疸、脱肛等病症。

（2）用于脾气虚弱，水湿不化之痰饮、脚气、咳喘痰多、水肿、遗尿等病症。

（3）可治疗气血亏虚之头晕、心悸、气短、失眠、耳鸣、产后血晕、崩漏、经闭、月经不调、虚劳羸瘦、中风脱证、痫证、厥证等病症。

（4）用于食积脾胃所致的胃脘痛、呕吐、腹胀、泄泻、痢疾、呃逆等病症。

（5）用于经脉痹阻之腰膝酸痛、下肢不遂等病症。

2.**上巨虚**　穴属足阳明胃经，为大肠之下合穴，具有调理肠腹、理气和胃、舒筋活络的作用。

（1）可用于各种原因所导致的肠中切痛、腹胀、纳呆、肠鸣、泄泻、痢疾、便秘等病症。

（2）用于经络不通之中风偏瘫、口㖞等病症。

3.**下巨虚**　穴属足阳明胃经，为小肠之下合穴，具有清胃调肠、通经行气、理气止痛的作用。

（1）可用于阳明热盛之日晡潮热、腹满硬痛、大便秘结、口舌生疮、乳痈等病症。

（2）用于肠胃湿热之腹痛、泄泻、痢疾等病症。

（3）用于胃肠气滞之绕脐腹痛、腹胀、疝气、大便不通等病症。

（4）用于气血阻滞，经络不通之下肢痿痹、麻木，腰腿疼痛等病症。

4.**委阳**　穴属足太阳膀胱经，为三焦之下合穴，具有疏利三焦、祛湿利水、疏经通络的作用。

（1）常用于三焦气化不利，水湿停聚之小腹胀满、水肿、小便不利、癃闭、遗尿、腋下肿等病症。

（2）用于经脉痹阻之腰脊强痛、腿足拘挛疼痛、痿厥不仁等病症。

5.**委中**　穴属足太阳膀胱经，为本经之合穴，膀胱腑之下合穴，具有凉血清热、活血散瘀、通络止痛、强腰健膝、泄热除湿的作用。

（1）常用于血热妄行，热毒瘀滞之鼻衄、齿衄、便血、疔疮、丹毒、皮肤瘙痒、风疹、瘾疹等病症。

（2）常用于经络痹阻之腰痛、腿痛、腘膝挛痛、下肢不遂、下肢痿痹等病症。

（3）可用于暑热、痰热、肝火扰动心神之中暑、霍乱、神昏、癫狂、小儿惊风等病症。

（4）用于湿热蕴结于脾之腹痛、吐泻、癃闭、带下赤白等病症。

6.**阳陵泉**　穴属足少阳胆经，为足少阳胆经之合穴，胆腑之下合穴，八会穴之筋会，具有清热利湿、疏肝解郁、舒筋活络、通关利节的作用。

（1）常用于肝胆湿热、肝气不舒之黄疸、口苦、呕吐、呃逆、胁肋疼痛、腹痛、胃脘痛等病症。

（2）用于各种原因所致的筋脉不利之筋急、筋缓、筋伤、筋痿、筋痉等各种筋病。

（3）用于经脉痹阻之膝髌肿痛、半身不遂、下肢痿痹等病症。